听渡边昌医生谈糖尿病疗治

〔日〕渡边昌 著

杨阳
何方 译

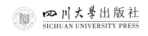

四川大学出版社
SICHUAN UNIVERSITY PRESS

图书在版编目（CIP）数据

听渡边昌医生谈糖尿病疗治 / （日）渡边昌著；杨阳，何方译 . — 成都：四川大学出版社，2023.8

ISBN 978-7-5690-6315-8

Ⅰ . ①听… Ⅱ . ①渡… ②杨… ③何… Ⅲ . ①糖尿病—诊疗 Ⅳ . ① R587.1

中国国家版本馆 CIP 数据核字 (2023) 第 163507 号

书　　名：听渡边昌医生谈糖尿病疗治
　　　　　Ting Dubian Chang Yisheng Tan Tangniaobing Liaozhi
著　　者：[日] 渡边昌
译　　者：杨　阳　何　方

选题策划：李金兰　周　艳
责任编辑：周　艳
责任校对：李金兰
装帧设计：墨创文化
责任印制：王　炜

出版发行：四川大学出版社有限责任公司
　　　　　地址：成都市一环路南一段 24 号（610065）
　　　　　电话：（028）85408311（发行部）、85400276（总编室）
　　　　　电子邮箱：scupress@vip.163.com
　　　　　网址：https://press.scu.edu.cn
印前制作：成都墨之创文化传播有限公司
印刷装订：四川省平轩印务有限公司

成品尺寸：130 mm×185 mm
印　　张：7.75
字　　数：144 千字

版　　次：2023 年 9 月 第 1 版
印　　次：2023 年 9 月 第 1 次印刷
定　　价：45.00 元

扫码获取数字资源

四川大学出版社
微信公众号

声明

本书中所提及的相关建议和信息，是基于作者个人的经验，并不能代替医嘱，建议采用任何医疗方案和治疗方法前咨询医生。我们已竭尽所能确保本书在出版时信息的准确性。出版社和作者不承担实施本书建议带来的任何医学后果。

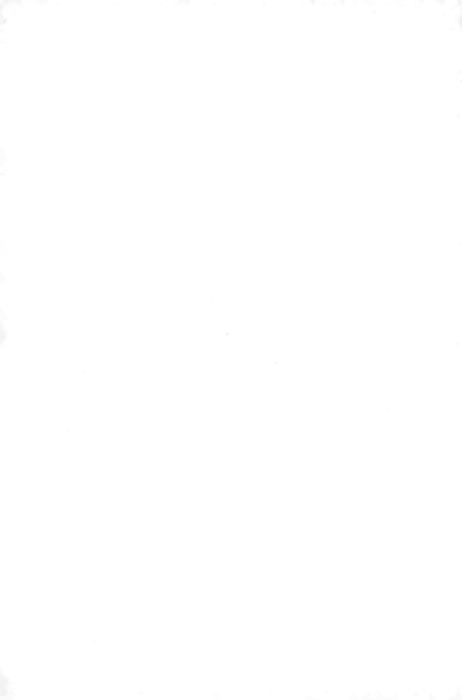

序一

　　我第一次见到渡边昌医生是1998年在阿德莱德参加亚太临床营养学大会上，交流中他的博学和谦逊使我们成为好朋友。他先后四次邀请我去日本参加他组织的学术会议，我也多次邀请他来中国参加会议。我们都曾担任过亚太临床营养学会主席，我是2011—2017年，他是2018—2020年。他在2018—2021年曾担任我主编的《亚太临床营养学杂志》的联合主编。

　　他真正全身投入2型糖尿病的营养防治是从他20多年前得了2型糖尿病开始的。他20多年没有用药，坚信通过饮食和运动疗法可以治愈。他试过多种食物、低脂肪食物、低饱和脂肪食物、低盐食物、无添加糖食物，少动物食物、多大豆制品、多蔬果……多年后，血糖神奇般地得到了控制，血脂、血压也都正常了。他成功的降糖经验值得大家学习借鉴，如果您对82岁日本著名学者渡边昌的故事感兴趣，我建议您看看他的这本书。

——李铎

青岛大学营养与健康研究院常务副院长

亚太临床营养学会前主席

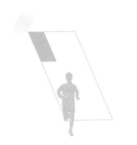

序 二

　　当前，以肥胖和糖尿病为代表的代谢性疾病已经成为我国严重的公共卫生问题，我们合作团队 2021 年 12 月在 *JAMA* 发表的一篇研究论文指出，根据最新的全国有代表性的调查数据，我国成人中 50% 以上的人患有糖尿病或者处于糖尿病前期，12.4% 的人患有糖尿病，而且仅约 1/3 的人知道自己患有糖尿病，其中仅约 1/3 的患者采取治疗，接受治疗的患者中仅约 1/2 的人可以将血糖控制在理想水平。我国糖尿病负担日益严重，防治工作任重道远，急需有效的措施。

　　我非常敬重的合作者、好朋友渡边昌先生，作为一位资深的临床医生，更作为一位有 30 年左右患病史的糖尿病患者及糖尿病治疗的体验者，他在这本书里详细地记录了自己多年来的糖尿病治疗历程，同时深入浅出地介绍了糖尿病的相关基础知识、临床治疗方法及各种相关的研究动态等，从理论及个人经验上解说了他如何在医生正确的指导下，通过适当运动、膳食管理及适当的药物治疗有效地控制了血糖，预防和缓解了糖尿病的各种并发症的发生，生动地描述了营养学、均衡膳食在以糖尿病为代表的多种生活习惯病防治方面的重要性。

此书内容已被日本非常大的纸质媒体《读卖新闻》连载，同时由著名的出版社"角川新书出版社"正式出版，并被多次再版和重印，受到日本多家公众媒体推荐和专家学者的认可，在日本已成为比较畅销的关于糖尿病的科普读物。

我因长期开展肥胖、各种相关代谢性疾病的研究，以及作为中国营养学会肥胖防控分会主委，和渡边昌博士有多年学术交流合作。在多年的交往中，了解到他是一位勤于学习、善于观察，有很高学术造诣的专家学者，同时又是一位乐于育人、善于传播知识的良师益友。

我们期待着未来和渡边昌博士这样的专家和同仁共同努力，帮助解决危害民众健康的糖尿病问题。

我非常高兴这本书能够被翻译成中文，在我国正式出版。我相信这本书一定会为我国的糖尿病、相关代谢性疾病患者以及医务人员提供很好的参考，将对中国的糖尿病预防和治疗产生积极作用。

——王友发

西安交通大学全球健康研究院院长

中国营养学会肥胖防控分会主委

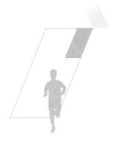

序 三

　　中国营养学会发布的《中国居民膳食指南科学研究报告（2021）》指出，中国 18 岁及以上成人 2018 年糖尿病患病率为 11.9%。由中华医学会内分泌学分会完成的调查结果显示：中国成人总糖尿病的标准化患病率为 12.8%，糖尿病前期的标准化患病率为 35.2%，两者都算上，近一半成人血糖异常！糖尿病患者总人数估计为 1.298 亿！糖尿病及相关并发症已成为严重影响我国中老年人健康和生活质量的重要问题。目前糖尿病尚不能彻底根治，一旦患有糖尿病，需要常年的治疗和自我管理，如果随病情发展，伴有心、脑、肾、血管等方面的并发症，不但患者本人将遭受痛苦折磨，也会加重社会和家庭的负担。

　　渡边昌先生是日本著名的临床病理学专家，同时也是一位资深的营养学者。因长期工作繁忙、生活不规律，他早在 53 岁时就被诊断为 2 型糖尿病，曾经一度陷入痛苦境地。然而，他很快振作起来，凭着扎实的医学功底和强大的毅力，通过合理膳食和科学运动，闯出了一条成功抵抗糖尿病之路。渡边昌先生已经 82 岁高龄了，仍然过着高质量的生活，至今还活跃在营养领域第一线。

在这本书里，他在阅读大量的医学及营养学文献的基础上，结合自己 20 多年糖尿病真实生活的经历，深入浅出地介绍了什么是糖尿病，为什么会得糖尿病，将营养学新的研究成果用于自身的治疗，通俗易懂地告诫糖尿病患者应如何维持健康、减少并发症，幸福充实地过好生活。渡边教授在 20 多年前提出的"非药物治疗糖尿病"方法与我们现在实施的糖尿病治疗的"五驾马车"何其相似！

《中国糖尿病医学营养治疗指南（2022 版）》指出，由营养医生或其他专职医生执行的医学营养治疗（MNT）可减轻糖尿病患者体重，改善血糖控制，预防和延缓心血管疾病的发生，减少药物用量，并可以降低直接医疗成本、改善生活质量，同时还可以延缓或缓解 2 型糖尿病。渡边昌先生的治疗经历就是医学营养治疗糖尿病的一个生动案例。

我在中国营养学会担任常务理事及老年营养分会副

主任委员期间，和渡边昌先生有过多次工作交流，我们也是相识多年的老朋友。渡边昌先生在老年营养方面具有很高的学术造诣，同时又是一位深受大家喜爱的营养科普作家。此书在日本深受欢迎，我非常高兴看到此书将在我国出版，相信它会给我国的糖尿病患者、糖尿病高风险人群和中老年人群带来福音，对糖尿病医护人员、科研人员具有重要的启发意义，为我国糖尿病防控提供重要的参考价值。希望本书能被我们中国的读者理解、接受和欣赏。

——黄承钰

四川大学华西公共卫生学院教授，博士生导师

四川省营养学会名誉副理事长

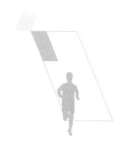

译者序

　　《中国成人糖尿病前期干预的专家共识（2023版）》指出，我国糖尿病前期人群（也称为糖尿病后备军）数量庞大，2015年至2017年全国流行病学调查结果显示，按照美国糖尿病学会2018标准，糖尿病前期患病率为35.2%。

　　糖尿病不仅在中老年人群中十分常见，近年越来越多的年轻人也加入了糖尿病大军。在糖尿病分类中，2型糖尿病占比很大。2型糖尿病患者人数的增加是社会经济、人口、环境和遗传等因素共同作用的结果，其中伴随饮食及生活习惯的改变，如高热量低营养食物摄取增加、身体活动减少、工作生活压力增大等。因此，日常生活中的自我管理对糖尿病的预防及诊治有着特殊的意义。

　　众所周知，糖尿病如果没有得到及时和充分的治疗，患者将出现严重甚至危及生命的多种并发症，例如心脏病、中风、肾功能衰竭、失明和下肢截肢等。这些并发症都会严重影响患者的生活质量、增加医疗费用、加重家庭负担。因此，避免并发症的出现，是糖尿病治疗中非常重要的环节和目标。

我在日本从事医疗翻译多年，接触过许多从国内到日本治疗糖尿病的患者。不少患者期待出现新药及新的治疗方法来彻底治好他们的糖尿病。但实际上，糖尿病治疗并没有那么简单，国外没有大家所期待的这类"神药"。同时，我还很痛心地看到不少被检查出高血糖和确诊为糖尿病的患者，在医生指导他们立即通过改善生活方式预防并发症时，未引起足够重视。由此，我深感应该加强糖尿病科普宣传，其中，介绍国外糖尿病治疗事例有助于大家从更多的角度更深刻地理解糖尿病的治疗。

渡边昌医生是日本著名的临床病理学和营养学家，曾多次受中国营养学会等邀请来我国做学术演讲和交流，受到好评。几年前，我首次拜读渡边医生的著作时，即被书中渡边医生在糖尿病疗治中多彩的亲身经历及他对糖尿病深入浅出的解说深深吸引，深感他的著作会非常有益于我国糖尿病患者及糖尿病"预备军"的诊疗，从而萌生出了把这本书介绍到国内的想法。随后，我有幸和渡边医生取得了联系，和他商谈了翻译出版他的畅销著作《听渡边昌医生谈糖尿病疗治》事宜。也许是我的认真和热情打动了渡边医生，他欣然同意由我来翻译出版他的著作，希望此书能帮助更多有糖尿病风险和已患有糖尿病的中国朋友更合理有效地控制血糖，保持身体健康，成功地与糖尿病共处，过高质量的生活。

希望读者能从书中获得启发，更合理地进行糖尿病的预防及疗治，保持健康，享受生活，减轻社会及家庭负担。同时，我也希望能够通过翻译出版此书，为实现《"健康中国 2030"规划纲要》中提出的建设健康中国目标贡献自己的力量。

杨　阳

2023 年 8 月

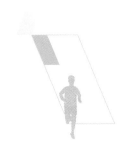

再版前言

　　《听渡边昌医生谈糖尿病疗治》最初是2004年由日本久负盛名的出版社角川新书正式出版，但是书中的内容早在2001年已由世界上发行量非常大的纸质媒体《读卖新闻》以"不用药，仅靠饮食和运动治愈糖尿病的医生"为题在其健康栏目里进行连载。本书介绍了作为医生的作者在被诊断为糖尿病后，如何在认真学习和理解糖尿病病理学特征及并发症的发病机理的基础上，通过合理运用营养学知识及积极进行身体锻炼"战胜"糖尿病的故事。

　　本书出版后引起了很多糖尿病患者及关心糖尿病人士的关注，并让很多患者产生共鸣，有的患者来信说"我也是这样做的"。但本书同时也遭到很多临床医生的强烈抗议。他们打来很多电话质疑，"为什么要刊登这样的文章"，担心此书会误导糖尿病患者。

　　但是，现实是临床医生并没有足够的能力诊治所有的糖尿病患者。厚生劳动省2002年的全国糖尿病事态调查结果显示，被诊断为糖尿病的患者中，只有一半左右接受过治疗。

2016 年日本国民健康与营养调查结果显示，日本被强烈怀疑患有糖尿病的糖化血红蛋白 ≥ 6.5% 的人数已高达 1000 万，比仅隔 4 年的 2012 年的调查结果增加了约 50 万人。

此外，2016 年日本糖尿病"预备军"与 2012 年调查时相比，减少了 100 万人，降至 1000 万人。这可能是日本政府在全国范围内采取针对代谢综合征的一系列预防措施的效果。

也就是说，现在已有很多人被诊断为糖尿病，他们都正在或将要面临着"我应该接受哪种治疗"的选择。

虽然已过去多年，我仍然还能很清楚地记得当自己被宣告患上"糖尿病"时的心情，用"晴天霹雳"这个词来形容是再恰当不过了，整个人顿时陷入手足无措、无所适从、极度惶恐、痛苦不堪的境地。

作为病理学解剖医生，我解剖过很多糖尿病患者的遗体，目睹过很多糖尿病患者临终的悲惨景象，因此，当自己被诊断为糖尿病的时候，首先在脑海里浮现的是糖尿病性肾功能衰竭和心肌梗死等末期的悲惨状态。

我的主治医生曾建议我立即进行药物治疗，但是当时我作为日本国立癌症研究中心的流行病学部部长，自己还在积极地强调预防生活习惯病的重要性，却率先患上了生活习惯病，实在是让人羞愧难当。所以我觉得自己应先尝试调整饮食和运动，了解其在治疗糖尿病方面到底有多少帮助。

另外，我还有一个很大的疑问。当我血糖被查出非常高的时候，甘油三酯、血压也同样很高。我查阅了多种医学专业书籍和论文，找到了伴随高血糖而出现的甘油三酯增加的原因（有关这个我将在正文中详细叙述）。在诸位读者中，出现类似情况的也一定很多吧？在这种情况下，选择适合自己的治疗方法非常重要。

糖尿病不仅仅是血糖的问题，更应该把它理解为全身代谢性疾病。糖尿病是目前典型的不可治的慢性疾病。但是被诊断后病情如何发展，则很大程度上取决于患者本人。也就是说，是能很好地和糖尿病相处，控制好血糖过上健康的生活，还是因并发症而走向悲惨的结局，很大程度上都取决于患者本人。

从历史上来看，通过测量血糖预防糖尿病还不久。从高血糖阶段开始，无论如何都要将血糖恢复至正常，是现代医疗的理念，也是很多医生都在进行的对症治疗。

我对糖尿病进行了很多学习和研究，并通过自己对血糖控制不断探讨后，悟出真正的糖尿病和没有并发症只是高血糖症的不同，认识到二者是应该区分定义的。

现在最大的问题是，糖尿病本来是生活习惯病，很多是检查血糖时被发现血糖高而被诊断为糖尿病，但是大部分情况下还没有自觉症状。

当时我的情况是糖化血红蛋白为 12.8%，开始出现肌肉衰竭，同时被指出有高血脂、脂肪肝、高血压，处于严重的糖尿病状态。

被诊断为糖尿病时，我在日本国立癌症研究中心的研究工作让我非常忙碌，精神压力也很大。但是，自从我决定用饮食和运动克服疾病后，我还是把克服糖尿病作为一门学问来研究，并用自己的身体进行了实践。

2004 年，根据我的实践结果出版的小作里，我就提出了应该将糖尿病和高血糖症区分对待，在还未出现合并症的高血糖症未病阶段进行认真治疗，可一病消灾的想法。当时有的朋友说"你写得真棒"，也有的朋友讽刺说"如果 15 年后你仍然健康，请再版"。非常幸运，初版已重印 31 次。而且当时的厚生劳动省副部长看了我的书后说，应该让这样的人来负责糖尿病的一级预防，于是任命我为日本国立健康与营养研究所理事长。此后，随着《食品教育基本法》的颁布，我成为食育推进评估专门委员会的民间委员。

通过饮食和运动控制血糖，让我体验到了食品的重要性。通过在东京农业大学营养学系进行功能性食品的研究，与农学、酿造学、农艺化学的教授们进行交流，我学到了很多生物学知识，这些均加深了我对饮食的认识。

我在日本国立健康与营养研究所工作期间，主要负责管理和行政职务，虽然工作内容发生了很大变化，但是由于参与到了国家营养管理的中枢，也看到了很多问题。在食育推进评估专门委员会认识了提倡食育重要性的石塚左玄先生，了解了日本的食养和食育的历史知识，我觉得这是一件很有意义的事情。之后，偶然被邀请担任日本综合医学会的会长，有机会对糙米的食用效果进行了研究。

从日本国立健康与营养研究所退任时，我发现"日本的医生不懂营养学""营养师不了解疾病""一般的人认为东西好吃就行，对食疗不了解"等问题，决定建立一个公共平台，从而开始发行《医与食》杂志。一般来说，非专业出身的"门外汉"能出三册就会被认为不错了，非常幸运，杂志受到了众多读者的支持，隔月发行，到2017年9月已经进入第9个年头。

时间匆匆而过，约定了修订版的13年一眨眼就过去了。自己患糖尿病已长达20多年，健康地生活了约四分之一世纪，这是值得感激的事情。

这十几年间,糖尿病患者人数激增。糖尿病是由胰岛素不足或胰岛素的有效性低下导致胰岛素抵抗引起的,并涉及其他激素和器官的全身代谢性疾病,与饮食和运动密切相关。

在过去的 13 年里,全世界对糖尿病的诊断、新药的治疗以及饮食疗法的认识发生了很大变化。糖尿病发病相关的激素的变化与肠道细菌的关系,并发症和长期跟踪结果等也变得越来越明确了。

我从 2016 年开始也进入后期高龄的老年人队伍(日本所称后期高龄者即 75 岁以上老年人)。针对老年糖尿病患者,更应重视抑郁、认知功能下降、跌倒、骨折、尿失禁、多重用药等老年综合征的发生。而且患了糖尿病并发症,有可能会造成生活功能障碍,导致生活质量(QOL)的下降。

我基于自己 20 多年糖尿病经验,在原版的基础上,增加了新的医疗知识,做了大幅度的修改,出版了这本最新版,将此书献给有糖尿病风险和患有糖尿病的读者。

糖尿病的主治医生是你自己。如果这本书能有助于你一病消灾、享有健康生活,那我将非常荣幸。

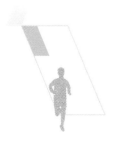

目 录

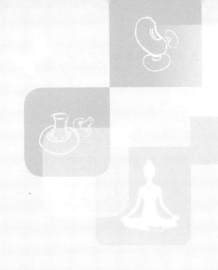

第一章

被宣告患糖尿病

因急剧的体重减轻
曾怀疑患胰腺癌

　　我永远也不会忘记23年前，53岁的夏天被医生宣告患有"糖尿病"时的情景。

　　我在京都出席学术会议时住在京都蹴上的宾馆，洗完澡后无意中测了一下体重，发现平时77千克的体重只有72千克了。刚开始我想，"咦，怎么回事？是不是体重计坏了？"但还是不由自主地摸了一下胸部的肌肉，发现肌肉松弛、没有弹力。随后，我试着用手摸了一下屁股，发现屁股的肌肉也没有弹力，好像肌肉被溶解了，感觉很奇怪。

　　当时我在位于东京筑地的国立癌症研究中心工作，每天都非常忙碌。吃饭时间不规律，吃的次数多，而且几乎不做任何运动。

　　同时，工作的医院距离东京有名的筑地鲜鱼市场很近，所以每天都能吃到便宜又美味的饭菜。虽然时不时感到裤子和衣服变紧，感觉自己变胖了，但当时认为胖是健康的象征，觉得自己很健康，没有太在意正在变胖的事实。

我大学时是登山部的，所以对自己的身体很有自信。因此，我很想知道在京都的宾馆称体重时，身体没有任何症状，体重却突然减少到底问题出在哪里？

体重急剧减少，一般首先怀疑的是患了癌症。没有任何症状的健康人，突然出现这样的情况一般会考虑可能患了胰腺癌，于是我做了最坏的打算。

我回到东京后立刻去国立癌症研究中心医院进行检查。身为医生平时给患者看病，自己却不注意身体，也没做过像样的检查。在医院做了 CT、肿瘤标记物和血液等各种各样的检查后，结果显示不是癌症。但是，空腹血糖却高达 14.4mmol/L（正常值为 6.1mmol/L 左右），所以当场被确诊为"糖尿病"。

我至今都无法忘记当时检查出来的数值，反映一段时间内平均血糖的糖化血红蛋白竟然高达 12.8%（正常值是6.5% 以下）。如果是现在的话，医生一定马上让我住院。国立癌症研究中心医院的医生说："如果就这样放任不管的话，有转为重症糖尿病的危险。血压已经很高了，已有并发症，所以必须尽早治疗。"

虽然我也是医生，但是医生一般都对自己专业以外的领域不太熟悉。我对癌症研究以外的领域也不太了解，所以对糖尿病的临床知识一窍不通。因家族里没有一个人患糖尿病，所以我根本没想到自己会患糖尿病。

于是我问主治医生有什么治疗方法，医生说有"饮食、运动疗法"和"药物疗法"。因为我的血糖太高，医生建议我先进行药物治疗，但我对吃药有本能的抵触，同时也担心药物的副作用。因为在我被诊断为糖尿病的几个月前，在某个学术会议上，在座的 9 名医生中竟有 8 名患有糖尿病。当时，坐在旁边的医生说正在服用药物控制血糖，但是胀肚的问题总是困扰着他，肚子老是"咕噜""咕噜"叫。所以我觉得药物治疗也不理想。而且作为流行病学部部长，对于被称为生活习惯病的糖尿病，我也萌生出想验证一下改变生活习惯到底能够克服到什么程度的好奇心。

在反复思考后，我对糖尿病进行了详细的调查，在此基础上想探究一下什么样的治疗最适合自己。

糖尿病
是什么样的疾病呢？

　　虽然糖尿病很久以前就已广为人知，但在人们发现胰岛素是由胰腺分泌之前，关于它发病原因的研究并没有取得很大的进展。在此之前，糖尿病一直被认为是一种神秘而不可思议的疾病，历史上曾经有很多医生试图解开这个奥秘。

　　最早关于糖尿病的文献，据说是 3500 多年前埃及王朝在纸莎草纸上的记载。该文献记载了糖尿病是一种导致多尿的疾病。

　　在古代印度，对糖尿病有更详细些的观察，一位名叫斯舒尔塔的医生对糖尿病进行了这样的记载：强烈的饥饿感，难以忍受的口渴，衰弱的患者，不能通过美味健康的食物、饮料满足和安慰自己，是其致命的标志。患者出现腹泻、严重的头痛、喉咙干渴、体力渐渐衰退和面临死亡的危险。另外，他已经注意到糖尿病患者的尿液会很甜。他写道："患者像发情期的大象一样排尿。尿被称为蜜尿，因为甜，能引来蚂蚁和昆虫。"伴随糖尿病出现的症状还有昏迷、阳痿、神经障碍、视力低下、感染症状的恶化等，这些症状现在依然适用。这是多么出色的观察力。

在古代中国，《黄帝内经·素问》记载："此人必数食甘美而多肥也。肥者令人内热，甘者令人中满，故其气上溢，转为消渴。"所谓消渴，是指对食物的消化、吸收能力达到枯竭的状态，人逐渐消瘦而死。

什么都溶于尿液 排至体外的糖尿病

在西欧，很久以前糖尿病就被称为"Diabetes"。"Diabetes"是希腊语"流动经过"的意思，是由液体不断地从身体中经过，然后全都排至体外而得名。当时人们认为肌肉也会全部融化，从尿液中排出。

公元2世纪左右，西方有位名叫阿列塔尤斯的医生在医书上写道："糖尿病是不可思议的疾病。男性易患，患者的肌肉和肌体融化了从尿液中排出，像虹吸管一样……同样都是肾脏和膀胱遭殃。为什么这么说呢？因为，患者的尿液像尿个不休。"

此外，还记载有"它是慢性疾病，一旦被确诊，患者的生命是短暂的。因为身体会迅速融化导致迅速死亡。而且，日常生活是令人不快和十分痛苦的。患者会出现难以抑制的口渴、多饮和多尿的症状。如果不喝水，口会非常干，身体会失去水分，五脏六腑都被烤干。患者会受恶心、烦躁和干渴的折磨，并会在短时间内死去。"

也就是说，糖尿病一旦发病就会被认为是不治之症，让人感到非常恐惧。

糖尿病呈多尿、尿甜等症状，有的甚至引起肾脏、视网膜等器官障碍，从而导致死亡。当时也不知道是什么原因，总之认为这是不治之症。如今我们虽然已知病因，但如果不采取任何措施，也将会导致同样的结果。然而，如果您能控制好血糖，它将绝不再是什么可怕的疾病。

胰岛素
阻止了糖尿病患者的死亡

我认为糖尿病的历史可以分为三个阶段。

第一阶段如前所述，"糖尿病是什么样的疾病呢？"该阶段虽然观察到了糖尿病特有的症状，但其发病原因不明，治疗方法也没有确立。

在这个阶段，虽然已有了尿甜、多尿、突然消瘦等肉眼可见症状的记载，但是因没有确定治疗方法，医生们也处于束手无策的状态。

第二阶段是使用胰岛素摆脱死亡的阶段。"不治之症"糖尿病，随着胰岛素的发现发生了戏剧性的变化。胰岛素是 1921 年被发现的，但从糖尿病的悠久历史来看，这不过也仅仅是最近的事情。

关于胰岛素的发现，有一个非常戏剧性的故事。文艺复兴时代的解剖学发现了各种各样的脏器及其作用。但是，胃后侧胰腺的作用在很长一段时间还不为人所知。

为什么这么说呢？因为胰腺有两个作用：一个是分泌

消化液（胰液）的外分泌腺作用；另一个是源于胰岛的胰岛细胞分泌胰岛素等激素的内分泌腺作用。一个脏器具有两个作用，这是其他脏器所没有的。

1889 年，德国科学家闵科夫斯基为了研究人体胰腺的消化功能，切除了狗的胰腺，结果发现被切除胰腺的狗患上了糖尿病，从而发现胰腺可能和糖尿病有关。

糖尿病和胰岛之间的关联直到 1901 年才被柏林大学学生奥比证明。从那以后，有很多研究者挑战过从胰腺中提取可作为治疗药物的血糖调节激素，但他们最后均以失败而告终。这是因为外分泌腺的消化酶可分解内分泌腺分泌的胰岛素。胰腺里 98% 是外分泌腺，胰岛只占很小的一部分而已，所以出现这样的结果也是可以理解的。

班廷 & 贝斯特的奇迹

　　在加拿大的一个乡村小镇开诊所的医生班廷大胆地对"从胰腺中提取可作为治疗药物的血糖调节激素"这个几乎快要被放弃的课题进行了挑战。1920 年，班廷从一篇医学论文中得到启发，想出了一种提取胰腺中胰岛素的实验方法。

　　班廷想到了母校——多伦多大学，那里的实验室设备先进，试剂也齐全。于是，1921 年他便去找他的老师麦克劳德教授商谈。刚开始，麦克劳德教授拒绝了班廷的请求，但经不住班廷的多次软磨硬泡，最终同意在自己外出讲学的 8 周时间里，班廷可以使用自己的实验室，并派给他一个年轻的助手贝斯特，另外还有 10 只狗作为实验材料。

　　两个人将狗胰腺的胰管进行结扎后，使其存活了几周，正如所料，胰腺的外分泌腺萎缩并消失了，仅留下了数千个胰岛组织。之后，两个人从中提取出胰腺提取物，注射到已切除胰腺、患有糖尿病的狗的体内，获得了显著的降血糖效果。

碰巧，那一年的秋天，一位濒临死亡的 14 岁少年在多伦多大学附属医院已经住院几个月了，但无药可治，只看他变得越来越虚弱，已经奄奄一息。此时，反复对狗进行的实验，终于获得临床实验的许可。于是班廷精心提取了胰腺提取物，然后将其注入自己的手臂，在确认没有任何异常皮肤反应后，于 1922 年 1 月 11 日向这位少年的体内注射了第一针胰腺提取物，取得了效果。但由于提取物的纯度不够，这位少年产生了过敏反应，无法进行第二次注射。生物化学家科利普帮班廷解决了这个问题。于是，这个少年奇迹般地从垂死的状况中康复了。此案例被称为"班廷＆贝斯特奇迹"，长久地留在人们的记忆中。班廷与麦克劳德教授一起获得了诺贝尔奖。

随后，英国的桑格博士确定了胰岛素的结构，并于 1958 年被授予诺贝尔奖。现在，通过基因重组技术，使用大肠杆菌可以制造出纯人类胰岛素。

从此以后，糖尿病不再是不治之症了。

两种糖尿病

在多伦多大学附属医院，那位最初给患者使用胰岛素的医生坎贝尔曾这样写道："到第一次世界大战为止，只有两种糖尿病。一种为迅速死亡的，另一种为缓慢死亡的。"这里所提到的关于两种糖尿病的说法，现在也同样适用。现在这两种糖尿病分别被称为"1型糖尿病"和"2型糖尿病"。

记载的迅速死亡的糖尿病患者一般青春期发病，大多是十二三岁就死亡的孩子们。现在，这种糖尿病被称为1型糖尿病或胰岛素依赖型糖尿病。

1型糖尿病是由于某种原因，胰腺的胰岛β细胞被破坏，完全不能分泌胰岛素而引起的疾病。据说这种糖尿病与人体自身免疫障碍和病毒感染有关，大多是在青春期发病，但也有成年以后发病的。

因为1型糖尿病患者胰腺的胰岛β细胞完全不能分泌胰岛素，所以患者摄取的糖分不能被肌肉等多个组织细胞吸收作为营养，而是直接作为尿糖被排至体外。由于不能向细胞提供能量，人体慢慢消瘦，变得衰弱，最终走向死亡。

胰岛素的发现改变了这种悲惨的状况。在发现胰岛素之前，只能靠绝食疗法和进食脂肪食品等饮食疗法，但这些均不能长期地延长患者的寿命。

现在，日本每年有 500 名左右的年轻人发病，他们通过注射胰岛素，可以过上与普通人没有太大区别的生活，甚至有人可以跑完近 100 千米的超级马拉松。

"班廷＆贝斯特奇迹"的恩惠一直延续到今天。

2 型糖尿病
取决于生活习惯

坎贝尔医生记载的另一种导致缓慢死亡的糖尿病,是指现在日本和许多发达国家急剧增加、中年以后发病的属于生活习惯病的糖尿病。仅日本就有近一千万患者正在饱受此病的痛苦,其已成全社会性问题。

相对胰岛素分泌功能丧失的"1 型糖尿病",这种糖尿病被称为"2 型糖尿病"。其主要是过食等不良生活习惯引起肥胖,后逐渐导致发病的糖尿病。出现这种情况时,胰腺的胰岛素分泌功能可能并没有完全丧失,但是已有胰岛素供应不足的倾向,如再遇上胰岛素的功能变差,人体就会处于高血糖状态。

在历史文献中,2 型糖尿病被称为富贵病、饮食过量病等。无论是在西方,还是在东方,虽然对 2 型糖尿病发病原因不明,但都认为这是一种与饮食过量和肥胖有关的疾病。

2 型糖尿病一般多发病于中年以后,最初没有任何症状，但一旦出现口渴、多尿、肌肉急剧衰弱和消瘦等症状，患者就会和 1 型糖尿病患者一样，无法阻止病情的恶化，最后只能慢慢地走向死亡。

因饮食过量使胰腺功能严重衰退而导致的"重症 2 型糖尿病"也会严重威胁患者的生命。也就是说，在发现胰岛素之前，2 型糖尿病也是无药可治的严重疾病。胰岛素的发现，挽救了重症 2 型糖尿病患者的生命。一般认为，使用胰岛素摆脱死亡的阶段是糖尿病发展史上的第二阶段。

预防糖尿病发病的时代

　　糖尿病的第一阶段是指没有好的治疗方法，仅依据肉眼可见的症状进行诊断，然后进行效果不佳的对症治疗的时期。第二阶段是指由于胰岛素的发现，原本只能坐以待毙的患者也可以存活下去的时期。

　　现在糖尿病进入了第三阶段——预防的时代。也就是说，对糖尿病已从让人们恐惧的无法治疗时代进入了可防患于未然的时代。

　　在此，有必要对糖尿病是什么病进行现代意义上的重新评估。历史记载中的尿糖实际上是指糖尿病已恶化的状态。由于胰岛素的发现，糖尿病已不再是不治之症，而是可以治疗的，现在提倡的是尽早进行早期预防。

　　换句话说，人们已逐渐明白，从单纯血糖高的状态就开始进行糖尿病的预防，是非常有必要的。血糖是指血液中的葡萄糖，每当进食时，葡萄糖就会被吸收，血糖就会发生变化。

葡萄糖是细胞能量来源，即使在空腹时，储存在肝脏中的糖原也会被分解，通常血液中的葡萄糖保持在 3.89～6.10mmol/L。

正常情况下，饭后血糖开始上升时，胰腺就会立即分泌胰岛素，最高血糖能控制在 10.0mmol/L 左右，饭后 2 小时就会恢复到原来的数值。

但是，一旦患上糖尿病，即使在空腹时，血糖也有可能高达 11.1～16.7mmol/L。若这样持续高血糖，体内重要成分蛋白质将会与葡萄糖结合，形成糖化蛋白。这样，不仅蛋白质会失去功能，还会损伤血管壁，堵塞细血管。这就是所谓的糖尿病并发症（后面将会进行详细叙述）。如果血糖经常处于高值状态，最终就会导致伴有各种并发症的"重症 2 型糖尿病"。糖尿病的恶化多基于血管病变，增加了视网膜病变引起失明和肾功能衰竭的风险。

2002 年日本"糖尿病实际状态调查"结果显示，因糖尿病性视网膜病变接受治疗的人占 13.1%，因肾功能衰竭接受治疗的人占 15.2%，患足坏疽的人占 1.6%，患神经障碍的人占 15.6%，而且，患有心脏病的人占 20.5%，有脑中风既往史的人占 8.2%，这些数据表明很多人已患有糖尿病导致的并发症，而这些并发症都加剧了糖尿病患者病情的恶化。

　　伴有并发症的"重症 2 型糖尿病"患者，不仅本人痛苦，其家属要承受巨大的负担，而且国家也面临着巨大的医疗费用负担问题。

　　因此，在检查中被指出患有高血糖的人，为了维持自己的健康和生活质量，预防患上重症糖尿病是非常重要的。这些通过测量血糖就有可能做到。这就是现代的糖尿病对策，也是与糖尿病斗争的第三阶段。

治未病，不得病

根据日本厚生劳动省 2013 年人口动态统计结果，每年死于与糖尿病和高血压有关的心脏疾病和脑血管疾病的人数在不断上升。

东京女子医科大学糖尿病中心对该院死于糖尿病的 159 名患者进行了病理解剖。结果显示，在同时患有冠状动脉阻塞（心绞痛）和肾功能衰竭的患者中，有 2/3 的患者的心脏重量超过 450 克（通常 200 克）；平均死亡年龄为 63 岁，低于平均寿命。

因糖尿病并发症去世的《读卖新闻》社会部记者本田靖春，1933 年生，早稻田大学政治经济学系新闻专业毕业后，就职于读卖新闻集团，37 岁时辞职成为一名自由新闻记者。他在 1990 年 57 岁时因患青光眼导致右眼失明，这时才发现自己患有糖尿病。即使这样，他仍然持续过着不规则且压力大的生活。1993 年 9 月，本田靖春因并发糖尿病性肾功能衰竭导致需定期进行透析；紧接着，1994 年春天，本田靖春因在定期体检时发现患肝癌，接受了局部肝动脉导管化疗栓塞术治疗。1999 年 7 月，本田靖春出现玻璃体出血，进行激光治疗后视力也只能达到 0.1 以下。

2000 年 4 月，他以"我，作为一个固执人的生涯是不会终结的"为题，开始在《月刊现代》刊登连载。2000 年 5 月，他在阿佐谷医院做透析时，因进行性大肠癌，突然出现大量便血。2000 年 6 月，他做了大肠癌切除手术。那年他 67 岁，离糖尿病发病仅仅 10 年。他在连载稿停刊的道歉文中这样写道："我已经接受糖尿病治疗 10 年。此外，我还患有心力衰竭、冠心病和脑梗死。"

此后，并发症仍未停止。2000 年 12 月，他因糖尿病性坏疽进行了右大腿截肢，2001 年 7 月又进行了左大腿截肢。2004 年 10 月，他右手的 4 个手指因坏疽而麻痹。尽管如此，他使用吗啡来抑制疼痛，将钢笔绑在右手上，左手拿着 4 倍放大镜，仍继续读书和为读者坚持写作。

2004 年 12 月，他因多器官功能衰竭去世，享年 71 岁。被诊断为糖尿病后，他仍然未更改做新闻记者时养成的不良生活习惯，从而加速了疾病的恶化，导致并发症接二连三地袭来。发现疾病时他才 57 岁，如果那时开始改变不良生活习惯，就可以防止一些并发症的发生。他的连载开始不过 4 年就成为绝笔，但后来被讲谈社旗下出版社整理成上下册发表出版。我认为他的这些经历可以作为反面教材来试着读一下。

尝试使用胰高血糖素样肽 -1 （GLP-1）受体激动剂和胰岛素

我已有 20 多年的糖尿病史，工作和生活上一有压力，血糖就会升高。即使如此，被诊断为糖尿病后的很多年里，我也一直没有使用任何药物。

但是几年前，一直维持在 7% 左右的糖化血红蛋白上升至 10.6%。与我的主治医生野田光彦医生商量后，他建议我使用 GLP-1 受体激动剂——利拉鲁肽。

GLP-1 是伴随着血糖的上升，由小肠分泌，作用于胰腺，能够刺激胰岛素分泌的一种激素。GLP-1 受体激动剂是一种与 GLP-1 作用几乎相同的药物，是肠促胰岛素相关的药物之一，促进胰岛素分泌的功效很强，但它的问题是需要皮下注射，而且价格昂贵（每支约 1 万日元）。我试着在晚上睡觉前还有早上血糖高的时候使用利拉鲁肽，早上的血糖可以控制到 7.8mmol/L 左右。

另外，野田医生说"上了年纪后，胰岛素分泌也会减少"，于是，我决定尝试从使用 GLP-1 受体激动剂转为使用胰岛素。通常一开始使用胰岛素，医生就会让连续使用。但我和医生商量后，决定不按常规使用胰岛素，而是像营养补充剂一样，只有在胰岛素不足的时候给予补充。例如，当血糖超过 13.9mmol/L 时注射 8 单位，超过 16.7mmol/L 时注射 12 单位等，根据血糖的高低调整用量。高血糖的患者一天的胰岛素需要量标准为体重 ×0.7 单位。所以 60 千克的我最多可以每天使用 42 单位。因为我饭后的血糖是 16.7mmol/L，有时甚至超过 22.2mmol/L，因此决定在饭前注射基础胰岛素和超速效型胰岛素的混合胰岛素（德谷门冬双胰岛素），一天 3 次，每次 8 单位，一天 24 单位。

这样效果很好，即使吃了正常的饮食和甜食，我也可以将饭后血糖控制在 11.1mmol/L 左右。我现在也是一边测量血糖一边根据需要使用胰岛素。截至目前，我除血糖高以外，肝脏功能、肾脏功能、血压都完全正常。糖尿病患者治疗的首要目标就是预防并发症。因此，在管理血糖的同时，管理血压也很重要。

我最初被诊断为糖尿病的时候，除了血糖高，血压也高，现在稳定在 120/70mmHg 左右。作为并发症指标之一的眼底检查结果也完全正常。自我被诊断为糖尿病已经过了 23 年，从我目前的情况来看，除了有时需要借助药物控制血糖，没有任何需要治疗的项目，我认为饮食和运动确实是有效果的。

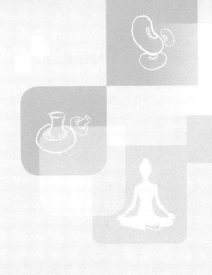

第二章

我的糖尿病疗治经验
——饮食篇

血糖上升的机理

让我们来看看血糖上升的机理，以及胰岛素将血糖吸收到细胞里的机制。为什么吃得太奢侈就会得高血糖症，然后糖就会从尿液里排出来呢？

19 世纪末，人们开始知道人类的健康需要什么样的营养。"糖类""脂肪"和"蛋白质"对生命的维持十分重要，因此被称为"三大营养素"。无论缺了哪一个，人体都会因缺少营养、消瘦衰老而走向死亡。

日本冲绳县糸满市的渔夫在钓鱼时被冲走，46 天后漂到千叶县。据说当时是因吃了钓来的鱼和喝了雨水而活了下来，但体重还是从 68 千克降到了 38 千克。

有研究称，人类不吃不喝最多能生存 9 天。人体除三大营养素之外，维生素和矿物质等也是必不可少的。这些营养素被称为微量营养素。它们起着润滑油一样的作用，所以需求量是极其微量的。

与此相比，三大营养素是身体的构成材料和活动的能量来源，因此与维生素等相比，其需要量更多，每天需要数十克到数百克。

在三大营养素中，蛋白质和脂肪为身体的构成材料。糖类主要是作为活动的能量来源被利用，也是提高血糖的主要物质。

米饭等含有的主要糖类，最初是由葡萄糖链连在一起的，呈有分枝的长链状，通过唾液和胃肠的消化液分解，渐渐变成短链，五六个链的为"低聚糖"，两个链的为"二糖"，最后成为一个链的"单糖"，从而被小肠吸收。单糖中最多的是葡萄糖。砂糖是由葡萄糖和果糖形成的"二糖"。蜂蜜中含有葡萄糖。葡萄糖和砂糖属于易被人体吸收的糖类。

被人体吸收的葡萄糖，先作为糖原储存在肝脏中，当血糖下降时，或身体运动需要大量能量时，储存在肝脏中的糖原会重新分解为葡萄糖释放到血液中。

葡萄糖被吸收到细胞为身体提供能量。例如，心脏的跳动、手脚的肌肉运动、一定体温的保持、各个脏器的正常工作，甚至神经的传导和大脑的思考，都是利用从食物中吸收的葡萄糖提供的能量进行的。

葡萄糖是整个身体的能量来源，如果不足的话就会造成严重的后果。因此，肝脏中储存的葡萄糖根据需要会

释放出来，这样就不会造成低血糖。每 100 毫升血液需要
70 毫克左右的葡萄糖。低于这个水平，就会出现低血糖症
状，畏寒、颤抖，更严重的话会昏厥、昏迷。

　　但是，血糖过高也会出现问题。在此，胰岛素起到了
降低血糖的作用。

饭后分泌的胰岛素
与葡萄糖的关系

　　葡萄糖进入细胞内，需要胰岛素的帮助。胰岛素是由胰腺内非常稀少的胰岛 β 细胞分泌的一种激素。

　　吃饭时，血液中的葡萄糖会增加，一般来说，此时胰腺的胰岛 β 细胞的传感器会自动发挥作用，从而释放胰岛素。胰岛素和葡萄糖会一起流入血液。

　　葡萄糖自身不能进入细胞膜内部。细胞膜上有一扇"门"，可以捕捉葡萄糖，帮助葡萄糖进入细胞内从而维持血糖的平衡。这扇"门"被称为葡萄糖转运体（GLUT）。

　　细胞膜上还有一种叫作胰岛素受体的分子，它能感知并捕捉胰岛素。胰岛素一旦被胰岛素受体捕捉到，细胞内的传感器就会做出反应，将"门"推到细胞表面，"门"打开，葡萄糖就会进入细胞。

　　进入细胞的葡萄糖，在细胞中经过 TCA 循环（柠檬酸循环），在线粒体中被转换为整个身体所需的能量。如果葡萄糖不足，脂肪和蛋白质也会作为能源物质被利用，但是转换效率很差，完全不能和葡萄糖相比。葡萄糖最终会分解成水和二氧化碳，排至体外。

胰岛素不足
会导致高血糖

糖尿病是由于胰岛素不足、细胞不能很好地摄取葡萄糖而导致的疾病。过剩的葡萄糖会在肝脏作为糖原储存，然后从肾脏通过尿液排出，导致糖尿。

另外，胰岛素不足，葡萄糖不能充分发挥能量供给作用，导致脂肪和蛋白质被作为能源物质利用，最终导致肌肉流失甚至萎缩等肌肉衰减现象。这就是糖尿病患者不论吃多少，怎么吃都会变瘦的原因。

人类在 100 万年的进化中，一直处于饥饿状态。血糖低于 2.78mmol/L 的话，人体会陷入低血糖性昏迷状态，危及生命。虽然维持血糖平衡的机制不少，但应对饮食过量造成的糖过剩的手段只有胰岛素。

患有多在中年以后发病的 2 型糖尿病时，虽然血液中葡萄糖过剩导致持续高血糖状态，但人体所需能源无法完全到达细胞，从而导致逐渐消瘦、身体无力等症状。

宣布通过饮食
和运动来控制血糖

通过对糖尿病的各种学习，我曾为选择怎样的治疗方法而烦恼和纠结，但是自己作为平时提倡预防生活习惯病的流行病学部部长，还是决定尝试使用"饮食和运动疗法"。

于是，我向我当时的主治医生——国立癌症研究中心医院内科的冈崎医生宣布："我将尝试通过饮食和运动，看看血糖能控制到什么水平。"因为是同一个医院的同事，易于沟通，同时也许我被认为是个难缠的学长，所以冈崎医生就干脆顺着我来，痛快地同意了我的建议，说："那你就试试看吧。"

2型糖尿病患者多在中年以后发病，很多并不是因为胰腺功能完全受损。其中有些人虽然会因胰腺功能变弱，胰岛素的分泌能力衰弱，但这些人的胰腺并不是完全不能分泌胰岛素。但是，与正常情况相比，此时胰岛素的分泌功能差，就会导致血糖升高的问题。随着血糖的升高，人体有可能出现并发症。

因此，如果能将血糖控制在正常范围内，就能阻止糖尿病的发展。

即使血糖很高，如果还没有出现并发症或自觉症状，即使不靠胰岛素注射，也有可能控制好血糖。那么如何才能做到呢？方法有二，即服用降糖药的"药物疗法"与"饮食和运动疗法"。经过深思熟虑，我决定不依赖药物（关于药物的作用和副作用将在第七章详细叙述），只通过饮食和运动来控制血糖。

首先要养成
规律的饮食习惯

　　为了降低血糖，首先要做的就是要有规律的饮食习惯。

　　在此之前，因工作关系，我的生活极不规律，不按时吃饭，常常先在医院附近吃顿晚饭，回家后再吃一顿家里准备好的晚饭。喝酒的机会也很多，我和同事是位于筑地的有名餐厅 Suehiro 和江户银的常客，也是鲜鱼市场区域的大多数其他餐厅的老熟人。过着这样不规律的生活，不仅会打乱身体的节奏，实际上也会不知不觉吃过量。吃饭时间不规律的话，就会任凭肚子一饿就吃，一天吃四五顿也并不少见，胃也会随之变大。

　　因此，我决定一天只吃三顿饭，每天按时吃早饭、午饭、晚饭。早上和晚上都一定在家吃饭，中午带便当。吃饭时间上，早饭定在 6 点，午饭定在 12 点，晚饭定在 18 点。以前几乎成了习惯的 10 点、15 点的茶点也戒了。因为晚上睡得晚肚子会饿，所以我决定 21 点睡觉。

重新审视
饮食的量和内容

　　首先要有规律的饮食习惯，其次是调整饮食的量和内容。

　　第一，饮食的量问题。被诊断为糖尿病的原因是吃得太多，也就是说摄取了过量的热量。所以我必须把摄取的热量降低到一半左右，因为过量的热量马上会变成高血糖表现在数值上。为了降低血糖，有必要减少热量的摄取。

　　于是，我和医生商量，先把一天的摄取热量定为1600千卡，同时接受了医院管理营养师对我的饮食内容的指导。为了掌握各类饮食所含的热量，我买了"食品交换表"。"食品交换表"是日本糖尿病学会发行的小册子，它把所有的食品划分成6个食品群，1单位80千卡（见表2-1）。

　　霜降牛肉约30克1单位，手掌大小的鸡胸脯肉约80克1单位。在相同的食品种类中，选哪个都可以。如果要吃牛肉，量就要少些，如果吃鸡胸脯肉，量可以多一些。

　　所有的食品种类以均衡选择为佳。1600千卡可以吃相

表2-1 食品交换表

食品分类	食品种类	每1单位（80千卡）的营养素平均含量（克）碳水化合物 / 蛋白质 / 脂肪
含有碳水化合物的主要食品（Ⅰ类）		
表1	谷物、芋头、碳水化合物多的蔬菜和种子、豆类（大豆除外）	18 / 2 / 0
表2	水果	20 / 0 / 0
含有蛋白质的主要食品（Ⅱ类）		
表3	鱼贝类、肉、鸡蛋、奶酪、大豆及其制品	0 / 9 / 5
表4	牛奶和乳制品（奶酪除外）	6 / 4 / 5
含有脂肪的主要食品（Ⅲ类）		
表5	油脂、多脂性食品	0 / 0 / 9
含有纤维素和矿物质的主要食品（Ⅳ类）		
表6	蔬菜（碳水化合物多的蔬菜除外）、海藻、蘑菇、魔芋	13 / 5 / 1
调味品	调料酱、糖、甜料酒等	

注：日本糖尿病学会，《糖尿病食疗食品交换表（第6版）》，文光堂，2002。

表1 食物

米饭 1单位 50克（小碗约半碗）	面包 1单位 30克（1袋6片的约半片）
干面条 1单位 20克	煮乌冬面 1单位 80克

表3 食物

鲹鱼 1单位 60克 含头、骨和内脏130克	鲷鱼 1单位 60克 切成1块
牛肉 1单位 30克 精瘦肉，不含肥肉	老豆腐 1单位 100克

表2 食物

苹果 1单位 180克 含皮、核的重量	苹果 1单位 150克 不含皮、核的重量

表6 食物

蔬菜 1单位 各类蔬菜合计食用约300克

当于 20 单位的食物。所以，可以从表 2-1 中的表 1 选择 11 单位，从表 2 选 1 单位，从表 3 选 4 单位，从表 4 选 1.4 单位，从表 5、表 6 各选 1 单位，调味品可以选 0.6 单位。可以安排早饭摄取 5 单位，午饭摄取 7 单位，晚饭摄取 7 单位，点心 1 单位。

不依赖药物，运用饮食和运动疗法控制热量是非常重要的。因为过量的热量会变成脂肪，糖就会从尿液里排出，同时增加并发症的发生风险。

为了正确地把握吃了什么、吃了多少，我买了能测量最大到 1 千克的数字秤放在饭桌上，吃进嘴里的东西全部用秤称好，记录在笔记本后再吃。晚上进行汇总，根据简易表将一天的摄取量分成碳水化合物、蛋白质、脂肪来计算。制定摄取目标为热量的 50% 来源于碳水化合物，摄取的脂肪热量控制在 20% 以下。

说到 1600 千卡的热量，形象地举例说，大概是早饭：一小碗米饭、味噌汤、纳豆、炒牛蒡丝；中午便当：糙米米饭、咸菜、烤鱼、煮蔬菜等；晚饭：一碗米饭、姜汁烧肉、豆腐、蔬菜等，尽量选择热量少、显得多而有分量感的食物。在家人的支持下我一直维持着这种饮食生活。

改变吃法，
和饥饿做斗争

1600 千卡的量与我原来吃的量相比，少得多，因此，我时常感到肚子饿。糖尿病的治疗，最开始就是与饥饿感做斗争。糖尿病最大的症状也许就是食欲的改变。

在"饮食和运动疗法"中，首先就是要战胜食欲。要想在与食欲的斗争中获胜，需要下一些功夫。其中最重要的是要做到细嚼慢咽。

人的食欲是由大脑的食欲中枢来控制的。为了感觉到饱腹感，大脑饱腹中枢的神经细胞需要和血液中蛋白质的一部分结合。食物被大肠吸收后，信号传达到大脑大概是在进食后 15 分钟左右。

我和很多医生一样，大多时候都吃得很快。特别是外科的医生，基本上都是利用手术的间隙，或者手术结束的时候吃饭，很多时候都是狼吞虎咽，扒拉几口，大概 5 分钟就都吃完了。这样做的话，虽然肚子已经鼓鼓的了，但是因为没有饱腹感，结果就会不由自主地多吃，日复一日。

　　细嚼慢咽是非常重要的，例如，即使一碗粥，如果花15分钟以上的时间慢慢地吃，也会感到饱。就这样，我开始学着每天慢慢地吃饭，不知道是不是胃变小了，过了一个月，我的饥饿感减少了。多少有那么一点饥饿感反而让我觉得肚子很舒服。所以，一切开头很关键。

避免油脂，
严格控制热量

　　为了严格控制摄取的热量，无论如何都要努力避免脂肪的过量摄取。只要做到这一点，限制热量就不会那么难了。碳水化合物和蛋白质，1克大约是4千卡，而脂肪1克大约是9千卡，相当于碳水化合物、蛋白质的两倍以上。因此，从限制热量的饮食中排除脂肪是最有效的减少热量摄取的方法。

　　从营养学上来说，人体对脂肪的摄取量，一天的饮食中有20%左右就足够了。一天摄取1600千卡热量的话，脂肪的摄取量应控制在320千卡左右，约35克的脂肪就够了。这并不仅限于糖尿病患者。

　　美国人由于摄取脂肪量占饮食总热量的40%～50%，所以现在美国一大问题是肥胖者的增加。由于肥胖越来越严重，甚至有人起诉麦当劳。后因法院认为这纯属个人饮食习惯所致而没有接受上诉。

　　推荐多吃鱼，尤其是青鱼，因为它含有丰富的DHA

和 EPA。但也可以从比目鱼这样的白色鱼开始吃，因为其脂肪含量少。我对喜欢的秋刀鱼和沙丁鱼，暂时忍了一段时间。

实际上，每天的一日三餐，由自己选择食物的时候，将脂肪控制在 20% 以下还是件很麻烦的事。

天妇罗和牛排的脂肪部分，虽然看起来很好吃，但这些部分完全不吃的话，摄取的脂肪量大约正好为 20%。食品中本来就含有脂肪。比如豆腐之类的东西，大豆的脂肪很多都留在了豆腐里。除去水分的豆腐重量的 20% 左右是脂肪。

也就是说，眼睛看到的油脂类不吃就行，这是个窍门。一旦有了这样的饮食习惯，限制热量的摄取就会变得意外的轻松。天妇罗、炸猪排等当然要忍着不吃。炒青菜之类的油也要严格控制。很多人认为沙拉对身体好，所以吃得很多，但是蛋黄酱里含有很多油脂，所以需要注意。我推荐柚子味的无油沙拉酱。蛋糕和曲奇饼不仅很甜，而且含有大量油脂，所以不吃为好。

在外吃饭剩一半

控制热量，与食欲做斗争时最大的难题就是在外吃饭（下馆子）。我上班的时候，总是带上自己做的不超过一天所需热量的便当，其他时候就有问题了。

因为工作关系，中午开会或者晚上开会的时候出去吃饭次数很多。东海大学内科的已故五岛雄一郎名誉教授曾经告诉我，如果想严格控制热量的话，去外面吃饭时，将食物的一半剩下不吃就正好了。简单易行，这确实是个好方法。

有一次，在参加病理学委员会会议时，午饭安排吃鳗鱼饭，上桌的鳗鱼饭看上去就知道非常好吃，但是即使这样，我也必须慢慢吃。吃到一半时，我开始犹豫是否要剩一半，环顾四周，发现参会的各位都已几乎吃光了，但我还是下定决心不吃，盖上饭盒盖子对自己说："算了，剩一半吧。"

我回家后计算了一下，鳗鱼饭 1200 千卡，如果全部都吃，热量就很难控制在应控制的范围内。因此，我明白了只要能剩下一半，我还是可以吃自己喜欢的鳗鱼饭的。

越智宏伦先生建立了一个抗老研究所，研究食品的抗氧化和抗衰老作用。他自己也患有糖尿病，他每年去参加一次绝食道场活动，而且还对饮食的控制做了很多尝试。他发现好吃的东西吃一点的话就可以得到满足，于是写了一本书——《推荐美食少食》。

我觉得弃掉一半的饭菜实在是太可惜了。虽然与过去相比，餐厅的套餐和怀石料理的量有所减少，但如能在菜单上明确标示出热量，将会更方便消费者判断和挑选食物，有益于减少浪费。在肥胖者和糖尿病者如此多的当下，餐厅等所属的饮食行业是不是也应该多在菜单上下功夫。

要注意太甜的水果

挑选食物时，还有一点必须注意，那就是水果。经常会听到"为了健康多吃蔬菜和水果吧"的宣传，大部分蔬菜是好东西，但不少水果却出乎意料地会升高血糖。越甜的水果越需要注意。相反，不太甜的水果，对患糖尿病的人来说一般是很好的食物。

东京农业大学在全国有校友会组织，我有时会被叫去演讲。有一次，我和熊本县农业协同组合的人聊天，得知那里有一种当地特产，柑橘类水果凸顶柑。据说甜度（含糖量）在 13% 以上才能贴上凸顶柑的标签发货，不到 13%的再好的也被视为次品。

我曾经提过建议，如果那样的话，就应该改变想法，比如把甜度为 10% 左右的，稍微有点酸的水果，贴上"糖尿病患者适用品"的标签进行出售。因为柑橘类水果不仅含有丰富的维生素 C，还有一种叫作单萜的香味成分，如果每天只吃一个的话，对糖尿病患者也有很好的作用。

　　总之，一味追求甜味的果树，很多在大棚等不自然的环境下栽培，对农家来说也未必是件好事。生产一些保持原汁原味的水果，作为"不会升高血糖的水果"出售的话，也许其会成为畅销商品。

　　还有就是点心。我喜欢甜的东西，很多人都认为糖尿病患者不能吃甜的食物。确实，提高饭后血糖的是糖分，但如后续章节所述，它也是可以通过运动来调节的。从长远来看，脂肪是最不可取的。我觉得偶尔一天吃一个日式点心、羊羹等也没关系。与其忍着不吃导致焦躁不安，还不如让心情轻松愉快。如后续章节所述，只要养成自己测量血糖的习惯，不必控制那么严格，也能吃到一定量自己喜欢的食物。

如何摄取
每天的必需热量？

　　为了降低血糖，很多糖尿病患者需要减轻体重，但极端的减肥会造成身体不适和反弹。

　　节食时，确保必要的能量来源是维持正常新陈代谢和健康的关键。我们提倡以体重 ×0.4 单位作为每天所需的能量标准，1 单位为 80 千卡，因此它与用于糖尿病患者营养指导的食品交换表相同。无论男女，都适用。即使是食欲低下的老人，也至少需要体重 ×0.3 单位能量。

　　例如，一个体重 60 千克的人，以 60×0.4 单位计算时，每天所需能量为 24 单位（1920 千卡），这意味着早饭、午饭、晚饭各吃 8 单位（640 千卡）就行。米饭 150 克是 3 单位，只要记住副食的大概单位，就能控制食量。与其使用千卡来表示摄取量，不如用 30 单位等目标值来表示，更容易被理解。如果继续这样做，运用中心极限定理可以算出目标数值。

　　日本厚生劳动省在 2015 年发表了"健康饮食"标准，

即每顿主食不应该超过 300 千卡，糙米与白米的混合量在 20% 以上；主菜含 10 ～ 17 克蛋白质，配菜为 2 种以上，蔬菜为 100 ～ 200 克；盐分为 3 克以下。

　　这个"健康饮食"标准和前述食品交换表同样适用于我们提倡的食物图标（图 2-1）。中间的数字表示每天所需热量，其周围的四个部分分别表示蛋白质（P）、糖类（CH）、脂质（F）、蔬菜和水果的抗氧化值（AOU）。所谓的抗氧化值是指将抗氧化能力数值化，表示一天所需蔬菜和水果量的大致标准。如果使用此图，您将更容易直观地理解一顿 8 单位膳食内容的比例。现在我们在 24 小时便利店和食堂进行推广运动，即在商品标签上或菜单上标记上述内容。

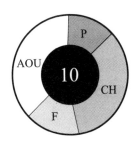

P：蛋白质
CH：糖类
F：脂质
AOU：蔬菜和水果的抗氧化值

图 2-1　食物图标

低糖类饮食

近年来，低糖类饮食受到关注，有很多相关书籍出版发行，在糖尿病的饮食疗法中采用低糖类饮食的机构也在增加。

在这样的背景下，2013 年，日本糖尿病学会对极端限制糖类的减量法，以缺乏证据为由提出"目前不推荐"，认为改善肥胖的食疗，应以限制总摄取量为最优先级，糖类的推荐摄取比例与以往一样，以 50% ～ 60% 为基准。

然而，从 2015 年 4 月开始，东京大学医学部附属医院开始面向糖尿病患者提供糖类含量为 40% 的低糖类饮食，医疗机构也开始推广低糖类饮食。担任日本糖尿病学会理事长的门胁孝先生本人也是糖尿病患者，他也表示，作为个人意见，推荐"糖类含量为 40% 的低糖类饮食"。

实际上，我也尝试过低糖类饮食，当糖类摄取量约为总摄取量的 40% 左右时，确实感到控制血糖变得更容易了。

但是，担心减少糖类的摄取量将不可避免地导致蛋白

质和脂肪的摄取量增加。实际上，一项长达 10 年以上的长
期队列研究显示，限制糖类摄取，高蛋白饮食的受试组人
群皆出现罹患心血管疾病风险和总死亡风险增加的结果。
队列研究是一种流行病学研究方法，通过对一定数量的研
究人群进行长期随访来比较各组风险比率。饮食也需要满
足感，因此，根据我的经验，我认为现阶段最好的方法还
是将糖类摄取量保持在总摄取量的 40%～60%，总摄取量
保持在上述的体重 ×0.4 单位。

在减轻体重研究中低脂肪饮食、
低升糖指数饮食、低糖类饮食结果的启示

    饮食疗法是通过减轻体重改善糖尿病进程的方法之一。几年前在美国波士顿肥胖预防中心进行的研究中，对改变三大营养素构成比例的低脂肪饮食、低升糖指数饮食、低糖类饮食进行了比较。这一研究带给了我们很多启示，在此介绍一下。

    研究论文在美国医生学会发行的杂志 JAMA 上发表。该研究将参加 7 个月减肥计划的受试者分为三组进行比较：①低脂肪饮食（糖类 60%）组；②低升糖指数饮食（糖类 40%）组；③低糖类饮食（糖类 10%）组。参加者都是体重指数（BMI）在 27 以上的比较肥胖的人。

    首先，让受试者在 12 周内吃糖类 45%、脂肪 30%、蛋白质 25% 的标准食物，然后从中抽出 24 名达到规定减量体重的人。之后在确认 4 周体重稳定的基础上，将他们分为 3 个饮食组，即：①低脂肪饮食（糖类 60%）组，②低升糖指数饮食（糖类 40%）组，③低糖类饮食（糖类 10%）组。

每隔 4 周改变一次饮食模式，制订 12 周内全体人员都可以试吃①到③饮食的周密计划。

①糖类 60% 的低脂肪饮食，是使用美国糖尿病协会的全麦粉食品、蔬菜和水果的低脂肪饮食，脂肪和蛋白质含量都是 20%。②糖类 40% 的低升糖指数饮食，是用低升糖指数蔬菜和水果代替谷物和淀粉多的蔬菜，增加了对健康有益的橄榄油，脂肪含量为 40%，蛋白质含量为 20%。③糖类 10% 的低糖类饮食，是每顿摄取 3 克膳食纤维，脂肪含量为 60%，蛋白质含量为 30%。无论哪一组，为了只研究三大营养素的构成比例，需除去微量营养素的影响，因此，研究者在此期间给全体受试人员提供了多种维生素及矿物质保健品。

低糖类饮食（糖类 10%）组摄取的蛋白质多达 125 克，按千克体重换算相当于每千克体重摄取了 1.5 克蛋白质（日本厚生劳动省推荐量为每千克体重 0.8 克）。结果显示，只有第③组有很多人消耗热量增加了。蛋白质分解和氨基酸的氮代谢所需酶合成要消耗能量，这是高蛋白食物能量代谢带来的不良影响。

实际上，低糖类饮食会导致压力标志物皮质醇的增加和炎症标志物 C 反应蛋白（CRP）的上升。由此可见，"低糖高蛋白"的饮食对身体造成了负担。可以认为，这与相对分解糖类，分解蛋白质要耗费更多的能量有关。

另外，我们在长野县佐久综合医院进行的"佐久克服肥胖计划（SCOP）"结果也显示了高蛋白饮食的风险。

在日本，作为糖尿病饮食疗法所推荐的低糖类饮食还仅 10 余年，考虑到一般饮食带来的影响需要 20 年、30 年才能明确，因此现在仅以降低血糖为目标的极端低糖类饮食还不能说是安全的。但是，低糖类饮食的短期效果已经逐步得到了证实，期待今后进一步的研究。

总之，糖尿病治疗的最大目标是防止并发症。如果一味地只坚持低糖类饮食，有可能出现后述的老年性肌少症。因此，低糖类饮食最好是在与主治医生商量之后再进行。

绝食

为了重新评估自己的饮食习惯和控制自己的血糖，绝食也是一种选择。我从 5 年前开始，参加过几次坐禅绝食及 AOB 慧央集团主办的健康绝食活动。

我自己在进行绝食时，血糖会降到 5.6mmol/L 左右。但人体有将血糖保持在一定水平的功能。例如，平时血糖为 7.8mmol/L 的人，即使绝食后一度下降到 5.6mmol/L，但为了使血糖恢复到 7.8mmol/L，人体自身会分泌出各种调整激素，因此数值波动很大。在这场搏斗中，连续绝食 4 天左右，血糖就会在 6.7mmol/L 左右稳定下来，这将成为新的维持水平。在进行几次绝食后，血糖应该会恢复到 5.6mmol/L 左右。我认为，糖尿病患者中有很多人平时有吃得过多的倾向，因此，通过绝食，掌握偶尔不吃也没关系的感觉也是有意义的。

没有绝食过的人，可能会认为难以忍受，非常痛苦，但一旦尝试了就不会这样想了。绝食一般是进行 3 天 2 夜或4天3夜。不管是哪一种，一般都是在开始绝食的第1天或者第2天有饥饿感，到了第3天就会不在意了。健康的女性，由于血糖下降造成低血糖，有的主诉头痛和头晕。但是糖尿病患者，由于血糖高而处于稳定状态，几乎没有人感到身体不适。

绝食的导入餐和恢复餐非常重要，我建议要在有丰富知识和经验的医生指导下进行。绝食会增加体内所有受体的敏感性，因此，如果绝食后立即恢复正常饮食，血糖会突然升高，绝食将变得毫无意义。

不少人看书上有介绍绝食的，就独自尝试，但我不建议这样做，因为独自去做非常容易被食物诱惑，常常不容易坚持，很容易失败。

绝食后有些细胞的核分裂会变得更加旺盛。另外，肠道环境比绝食前好，因此有增加抵抗力的效果。

酮体

绝食后，大概从第 3 天开始，整个身体会感到轻盈，心情会变得平静，头脑也感到非常清醒。这是由于作为能量的葡萄糖的供给被切断，血液中的葡萄糖减少，酮体（Ketone bodies）的数量增加。

酮体曾经被认为是导致糖尿病酮症酸中毒的原因，让人们感到恐惧。但是，发生这种情况时，应该是酮体和葡萄糖都高。最近有人认为，如果只是酮体高，对身体来说反而可能更好。

酮体和葡萄糖一样，在体内都是被用作能量来源。

把葡萄糖比喻成空燃比好的高辛烷汽油（97 号汽油）的话，酮体就好比柴油，虽空燃比低，但燃烧后也会变成能源。通常，葡萄糖的燃烧效率更高，因此体内的所有细胞都将葡萄糖用作能量来源。但是，当绝食和吃低糖类食物时，体内的葡萄糖供不应求，不得已就会燃烧储存在体内的脂肪，将其转化为酮体，替代能源物质使用。

虽然有个体差异，但一般来说绝食后的酮体通常从绝食第 3 天左右开始上升。胰岛素和血糖低的人的酮体容易升高，这是人体对饥饿的正常反应。我也许是因为糖尿病史较长，或属于葡萄糖优势型，酮体不易上升。但对于糖尿病史较短和血糖不那么高者，结束绝食后酮体会上升，血糖会明显下降。

我们还对绝食引起的酮体上升和酮体经尿液排出的问题进行过研究。酮体是丙酮、乙酰乙酸和 β- 羟丁酸的总称，当酮体超过一定浓度时，β- 羟丁酸会大量排泄到尿液中。β- 羟丁酸已被证明可促进机体分泌 β- 内啡肽（一种愉悦激素）。从绝食的第 3 天左右开始，心情之所以非常平静，可能是这个激素的功劳。关于 β- 羟丁酸的研究今后将会更加深入。

即使持续进食糖类低于 20% 的低糖类食品，酮体也会上升。通常，血液中的酮体为 0.026 ～ 0.122mmol/L，但持续进食限制糖类食品，酮体会上升为 0.200mmol/L，有时甚至上升为 5.000mmol/L。通过尿液检查马上就能查出酮体。

在日本推广低糖类饮食的京都·高雄医院的江部康二医生也是 2 型糖尿病患者。他自己进行了 8 年的低糖类饮食，截至 2010 年 1 月，其血液中酮体为 0.970mmol/L，糖化血红蛋白为 5.4%，空腹血糖为 5.9mmol/L，克服了糖尿病。

千叶的妇产科诊所院长宗田哲男医生，对妊娠糖尿病孕妇们使用低糖的酮饮食，使妊娠糖尿病孕妇们得以安全分娩。

于是，我也从去年 5 月开始，尝试了为期半年以上的零糖类的 MEC 饮食疗法。MEC 是 Meat（肉）、Egg（鸡蛋）和 Cheese（奶酪）的英文单词的头一个字母的简称。MEC 饮食疗法是以这三种食品为中心，每口认真咀嚼 30 次的饮食疗法。对于热量不足的，可以使用紫苏油、米糠油、橄榄油等进行补充。也许是因为我血糖高，酮体只上升到 2.000mmol/L 左右就有肌肉减少的迹象，所以我停止了零糖类的饮食疗法。

这个疗法虽然不适合我，适合的人也大有人在。我的朋友中也有很多人通过限制糖类坚持酮饮食，维持了他们的健康。如果想试试是否适合自己，请和主治医生商量而行。

肠道细菌

近年来，人们发现肥胖和糖尿病等生活习惯病与肠道细菌群的分布构成有关。

2013 年，*Nature* 杂志上发表的一项研究中，用计算机的宏基因组分析方法对患有 2 型糖尿病、糖耐量异常、正常的三组 70 岁白人女性的粪便标本中的肠道细菌进行了解析。结果显示，在 2 型糖尿病女性的肠道中，对葡萄糖和脂肪代谢起重要作用的产丁酸菌有所减少。此外，2 型糖尿病患者中肠道有害菌多、有益菌少的偏多，说明肠道细菌的变化与糖尿病的发病密切相关。肠道环境与免疫能力、体力也密切相关，所以改善肠道环境是维持健康所不可缺少的。

"肠道细菌学"创始人光冈知足教授是肠道细菌研究的先驱。我以前访问光冈教授所在的日本兽医畜产大学的研究室时，看到桌子上摆满了培养皿，都堆到天花板那么高，我被惊呆了。据说光冈教授使用葡萄糖血肝琼脂开发了 BL 琼脂培养基，并用自己的粪便在 BL 琼脂培养基进行培养。他发现一直被认为只在婴儿的肠道内才存在的双歧杆菌，在成人的肠道内也是优势菌，从而开始了肠道细菌研究。

当时说的细菌，一般指的是伤寒沙门菌、霍乱弧菌、痢疾志贺菌等病原菌。因此，针对这些有害菌，创造有益菌这一概念具有划时代的意义。

在他 60 年的研究里，他不断地进行细菌培养，探索了300 ～ 500 种、1000 亿个菌的整个肠道菌群，确立了"中性菌"的概念。他提倡将肠道细菌进行系统分类，并一再阐明了肠道环境与健康之间的关系。如今，肠道细菌的重要性已经受到广泛的肯定。

为了调整肠道环境，我认为明治时代的医生、日本食养鼻祖石塚左玄提倡的"糙米""少食""身土不二""完整食用"都很适合日本人。

还有，绝食也是改善肠道环境的有效手段。当肠道因便秘和宿便而膨胀时，细胞之间的连接处会产生缝隙，导致肠道中的毒素容易渗入血液。绝食可以使肠道从膨胀状态恢复到原来的状态，然后缝隙被关闭，免疫功能就会提高。由于肠胃得到休息，其原本的作用就会恢复。

与菌共生

据说地球上最早的生命体是 37 亿年前出现的细菌样生物，其分为古细菌、真细菌、真核细菌，经过漫长的过程，一步一步地进化发展至今。

我们害怕细菌，并认为无菌环境才是干净、安全的。毫无疑问，细菌是导致疾病的原因之一，但是随着检测手段的进步，我们发现在我们的周围处处充满了细菌。肠道以外，我们的口腔、鼻腔、皮肤、阴道等都有大量的细菌，毫不夸张地说，我们生活在细菌之中。这些细菌制造维生素和短链脂肪酸等，与我们共生。最近发现这些细菌不仅与克罗恩病等肠道疾病有关，还与肥胖、糖尿病等慢性疾病有关。同时发现它们与抑郁、多发性结节性硬化症，以及新生儿大脑和神经的发育有关。

一项宇航员肠道菌群研究显示，细菌数量从飞行前开始就发生了变化，并且在飞行过程中，这种变化进一步加剧，有益的乳杆菌属和双歧杆菌属减少，而肠杆菌科

（Enterobacteriaceae）和产气荚膜梭状芽胞杆菌（*Clostridum perfringens*）有所增加。在考虑减轻精神压力的食品、营养因素的时候，对肠道细菌、肠道环境的影响的分析是非常有必要的。

对于有益菌产生的短链脂肪酸丁酸，因其具有抗抑郁和改善认知功能作用，正在被广泛的研究。这些研究表明，改善肠道环境、增加有益菌的生活方式，与抗压力、抗抑郁、维持认知功能可能有密切的关联。

膳食纤维因其可被肠道中有益菌利用，促进生成短链脂肪酸而备受关注。其中，丁酸、乙酸、丙酸被认为是非常重要的。实际上，关于各个短链脂肪酸在肠道内是否起着同样的作用的细节还有待于进一步研究。水溶性膳食纤维在肠道发酵，产生乙酸，有助于肠道环境的正常化。

法国里昂健康医学研究所的巴德教授等人发现，在摄取膳食纤维后增加的短链脂肪酸中，丙酸从肠道被吸收后，与门静脉神经丛中的游离脂肪酸受体（FFAR3）结合，激活肠与脑之间的神经回路。

活性化的脑细胞有通过外周神经促使肠道上皮细胞产生葡萄糖的功能，即所谓的诱导"肠道糖异生"的功能。

饭后经过一段时间，由于小肠吸收葡萄糖，肝脏产生的葡萄糖减少，机体血糖维持在稳定状态。此外，降低血糖的胰岛素水平也比较稳定，因此还能达到抑制食欲的效果。水溶性膳食纤维通过肠→脑→肠回路，调节能量代谢的巧妙机理令人赞叹不已。

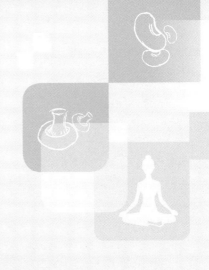

第三章

我的糖尿病疗治经验
——血糖测试仪篇

成功控制血糖的
自我血糖测试仪

对不依赖药物，安全地通过饮食和运动来控制血糖者，买一个自我血糖测试仪（Self monitoring of blood glucose，SMBG），随时掌握自己血糖的变化是很重要的。

自从《读卖新闻》上连载我写的健康栏目，被诊断为糖尿病的患者经常来我这里咨询。我对前来咨询的人，首先推荐他们去买"自我血糖测试仪"。自我血糖测试仪现在在日本药店和药妆店都能买到。

自我血糖测试仪只有手掌大小，带有采血用的针，从指尖采集一滴血液，用小测量器读取。数秒左右就能显示血糖。有了这种测试仪，任何人都可以随时随地测量血糖，管理自己的血糖状态，非常方便。

这个在网上也可以很方便地买到，而且在日本还可以作为医疗费扣除的对象进行减税。但对于正在使用降低血糖的注射药（胰岛素制剂和 GLP-1 受体激动剂）和妊娠中的糖尿病患者，医保将会负担一部分，具体请咨询医生。

新型动态血糖测试仪

我原来测量持续血糖时使用手表式血糖测试仪，但后来有一种更加简便的持续血糖测试仪（Continuous glucose monitoring，CGM）上市了。它能持续地监测血糖变化。它通过植入腹部或手腕皮下的一个非常小的贴片状的葡萄糖传感器，探测组织间液的葡萄糖浓度，以一定的时间间隔进行测试和记录。其有防水功能，所以可以带着洗澡。

把CGM的传感器取下后，可以将信息下载到电脑上，使用专用软件将血糖的变化绘制成血糖变化曲线，由此，可以比以往更详细地掌握血糖变化，通过全面、详细、完整的血糖图谱，了解自己血糖波动趋势，为今后的合理治疗提供重要线索。

但是严格地说，CGM并不是采集血液来测量血糖。它是测量皮肤组织间液的电阻，并将其换算成血糖，因此，有时有必要用平时使用的自我血糖测试仪测量正确的血糖，确认误差。

毫无疑问，只要纠正误差，CGM 肯定能比传统的测试仪更好地掌握血糖的变化。另外，现在正在研究 CGM 和胰岛素泵持续皮下注入法（CSII）的联合，探讨符合患者生活方式的更加细致的血糖控制法等。

现在，患者只能在被医生诊断为糖尿病后，在住院或门诊时使用 CGM 系统。通过将细微的血糖变化与饮食生活联系起来进行分析，可以针对具体问题进行具体分析，比如什么东西能吃多少、吃的顺序如何等，也能发现睡眠中低血糖的风险，从而达到预防低血糖发作的目的。

此外，2016 年 12 月瞬感扫描式葡萄糖测试仪（Flash Glucose Monitoring，FGM）以商品名辅里善瞬感扫描式葡萄糖测试仪（Abbott 公司生产）上市。它通过在手腕植入一个小传感器，用读取器在衣服上扫描，可以瞬间测量血糖，其他使用方法和 CGM 几乎相同。不同之处在于不需要用传统的自我血糖测试仪进行测试以校正误差，对于糖尿病患者来说，使用起来更加方便。FGM 费用可以由日本医保担负，因此血糖控制有望变得更加容易。

从削减医疗费用的角度考虑，我认为，新型动态血糖测试仪 CGM 和 FGM 对需要治疗的糖尿病患者的益处自不必说，高血糖者也应该尽早纳入医保的范围。

如果将来糖尿病患者并发肾脏疾病，肾功能衰竭时，则需要进行血液透析治疗，医疗费用高昂。考虑到这一点，我认为所有高血糖者都应该能利用医保购买 CGM 和 FGM 来管理其血糖。患者健康教育有助于患者"一病消灾"，享受幸福生活，在减少医疗费用方面也会有很大的帮助。

掌握血糖变化的益处

通过自我血糖测试仪和CGM、FGM，进行详细血糖测试可以运用在很多方面。例如，在进行各种不同的运动后，还有改变食物种类后进行测试，可以观察血糖上升趋势是否会不同等，从而找到自己的血糖变化规律，以利于找到适合自己控制血糖的方法。将长期测试结果转换为数据，您不仅可以了解血糖每天的变化，还可以了解工作日和节假日之间的差异，以及季节性差异。如果养成熟练测试的好习惯，也基本可以说明已成功地控制血糖了。

截至目前，说到血糖的测量，一般是指在早晨空腹时进行测量。但在医院进行测量时，由于到达医院之前的运动已经使血糖降低了 1.1～1.7mmol/L，有时从表面上看好像取得了好成绩，但实际常常不知道自己的真实状态。

因此，刚开始我就尝试在运动后或运动中，进食前，进食后1小时、2小时、3小时，上床或起床之前等各个时间段进行测试，观察我的血糖如何变化。我对不同的运动种类和程度到底能使血糖下降多少有了切身体会。但现在回想起来，每次必须采集血液（虽说量不多）非常麻烦。

虽然麻烦，但通过这样的测试，我了解到我是吃饭开始后 30 分钟左右或者根据摄取食物的不同，1 个小时左右血糖会达到峰值。我的血糖峰值是 13.9 ～ 16.7mmol/L，但如果运动的话，血糖很容易就能降低 2.8 ～ 5.6mmol/L。

知道了吃什么样的食物血糖会上升多少，什么样的状态下血糖会大幅上升后，自己在生活中可以加以注意并进行调整。顺便说一下，我发现当我感到口内发苦，或吃完饭后犯困的时候，血糖会高达 16.7mmol/L 以上。

根据血糖制定对策

当我们尝试通过前述方式测量血糖，并观察血糖与食物的关系时，有了一个新发现。当我在东京农业大学教书时，我的学生中有一个小组正在研究葡萄糖代谢。他们发现健康人饭后30分钟至1小时，血糖最多上升到8.9～10.0mmol/L。2小时后，血糖就会恢复到原来的5.6mmol/L。而糖尿病患者的血糖很容易上升到16.7mmol/L以上，而且即使过了2小时，血糖仍然会在11.1mmol/L左右。

有一个检查叫75克糖耐量试验。让受检者一次口服75克的葡萄糖（用水溶解后饮用）后，分别于30分钟、2小时、3小时后各抽血测量血糖，观察血糖上升的变化及胰岛素分泌的变化。健康人在血糖开始上升后马上就会分泌胰岛素，血糖开始下降后胰岛素的分泌也会恢复到原来的状态。但是，高血糖者的胰岛素分泌缓慢，血糖一直处于较高的状态。

另外，对于那些宣传"对血糖有帮助的"健康饮料，通过测量血糖，很容易地就可以确认这些饮料是否真的有效果。

我虽然没有使用过降糖药，但也经常收到朋友送的柿子叶茶、连钱茶、金荷茶等，都分别试过。但是，很遗憾，没能确认出其具有降低血糖的效果。

前面提到的学生向我报告说，他们发现醋拌饭不会升高血糖。因此，我们对喝完醋后再吃饭，还有用醋漱口后的血糖变化进行了研究，认为醋之所以不升高血糖，可能是因为醋会抑制口腔中消化淀粉的淀粉酶。

尽管某些保健食品声称具有降血糖作用，但建议您最好还是自己检查血糖的变化，确认是否安全有效为好。巴西有一种被称为植物胰岛素的药草，据说可以有效治疗2型糖尿病，但过量食用有引起低血糖发作的风险。

升糖指数

血糖上升程度与饮食种类有关。那是因为不同饮食种类中所含的淀粉到葡萄糖的消化分解过程的难易程度不同，小肠吸收的程度也会有所不同，都会对体内血糖的上升产生影响。

加拿大的糖尿病专科医生詹金斯教授发现，不同食物引起的血糖上升程度存在差异，并提出了升糖指数这一概念。詹金斯教授认为，大猩猩的饮食非常理想。大猩猩如果得了病，就会吃与平时不同的树叶，自己治愈疾病。他是一个有名的素食主义者，主张和大猩猩一样的完全素食有利于健康。

大约 25 年前，他曾来访过我，刚见面时，我还以为他比我大 5～6 岁，但后来才知道他竟然比我小 5～6 岁，由此我认为仅靠蔬菜是不能保持年轻的，人若是太瘦，也将会更显老。

让我们还是回到升糖指数的话题上，升糖指数是指进食各种食物 2 小时后血糖上升指数。一般将服用 50 克葡萄糖或白面包后的血糖上升程度设定为 100，与此相比，糖类含量相同的其他食物的血糖上升程度用相对值表示。

糙米、全粒面包、黑麦面包等未精制的黑色食品、意大利面等的升糖指数较低，是值得推荐的食物。

截至目前，有几个队列研究，对糖类、膳食纤维摄取与糖尿病发病的关系进行了调查。其中，在美国有 65000 名护士参加的研究结果显示，与糖尿病发病的风险相关的是作为糖类指标的升糖指数越高风险就越高，总膳食纤维、谷物纤维及镁摄取越多风险就越低。但是，没有发现总糖类的摄取与糖尿病发病有关联。

另外，在迈阿拉等人使用与以上护士研究相同的调查表，以大概 36000 人为对象进行的爱荷华女性健康研究结果显示，随着总谷物类、未精制谷物类摄取的增加，总膳食纤维、谷物纤维、镁摄取增加，糖尿病发病风险有所降低，但未见与升糖指数的相关性。

以 43000 名美国医生和男性保健工作者为研究对象进行的针对男性的大规模队列研究结果显示，与糖尿病发病风险相关的结果为升糖指数越高，风险就越高；谷物纤维和镁摄取越多，风险就越低。总糖类和总食物纤维的摄取，以及水果、蔬菜来源的膳食纤维的摄取和糖尿病发病没有关联。

　　看来研究小组的不同，对升糖指数的支持也有差异。糖类的种类和镁等微量元素似乎也有影响。

　　升糖指数依何而定？大多是指以糖尿病患者或者正常人为对象，饭后 2 小时血糖状态下的升糖指数。

　　因此，在升糖指数开始成为话题时，我想知道是否确实如此，吃了各种食物进行了研究和比较。但是，当我晚饭吃升糖指数低的意大利面时，第二天早上的血糖总是比平时高。

　　我想弄清楚这是怎么回事，查了很多关于升糖指数的初期论文。于是我发现升糖指数研究只调查了饭后 2 小时、3 小时的值。5 小时、6 小时后的值会变成怎样，其实完全无人知晓。像意大利面这样需要时间消化吸收的东西，进食后 2 小时、3 小时的值虽然低，但其之后慢慢被消化，半夜被吸收，导致第二天早上血糖变高。所以我觉得单凭升糖指数来选择吃的东西还为时过早。

抗氧化食品和
饮酒的重要性

　　为了预防糖尿病心血管并发症，摄取维生素、矿物质及抗氧化物质也是有必要的。虽然维生素和矿物质的需求量很少，但是它们起到了身体润滑油的作用。另外，锌等矿物质也与胰岛素的合成有关。矿物质铬和镁也有降低血糖、促进胰岛素合成等作用。

　　维生素 C 和维生素 E 是众所周知的抗氧化剂，人们认为它们可以抑制体内产生的活性氧的损害。

　　活性氧和自由基被认为与糖尿病的并发症有关。其与动脉硬化等大血管的并发症和视网膜病变、肾脏疾病等微血管的并发症都有关系。为了防止并发症，多吃抗氧化食品很重要。因为一旦血糖高，代谢就会发生变化，人体容易处于活性氧增加的状态。

　　除维生素 C 和维生素 E 外，许多植物性化学物质（例如 β-胡萝卜素、多酚、异黄酮和谷胱甘肽）具有不同的抗氧化能力。从这个意义上讲，选择吃什么也很重要。

另外，酒精对血糖也有影响。欧美的一些研究发现，轻度饮酒会增加胰岛素敏感性，减少糖尿病的风险，但在多数情况下，大量饮酒会增加风险。但是，日本人对酒精的敏感度与西方人不同，因此西方的结果不适合照搬应用。

埼玉医科大学的野田光彦教授等人根据厚生劳动省多用途队列研究的结果，发现瘦型人一天的酒精量为 23 克，即约 180mL 的酒也会加速糖尿病的发展。也有报告称，肥胖型的人适量就行，但这可能也受到个人爱好的影响。也有喝红酒后血糖下降的。我喜欢日本酒，但我发现日本酒对我第二天的血糖影响最大，应该是因为增加了肝脏的负担吧。喜欢喝酒的人，最好用血糖测试仪确认一下自己喝什么酒、喝多少量合适，再来享受其乐。

面向日本人的
日本版膳食金字塔

肥胖和糖尿病大国美国自 2011 年以来，将美国农业部设计的"我的餐盘（My Plate）"用作饮食指南，以预防肥胖。其将一个大圆盘分成四个区域，用不同颜色代表不同食物，哪种食物吃多少一目了然。餐盘一半表示蔬菜和水果；剩下的一半为米饭和面包等谷类（糖类），以及肉、鱼等蛋白质，作为平衡膳食的大致目标。另外，右上方的杯子表示奶制品。

由于日本和美国之间的饮食习惯不同，因此在我担任东京农业大学教授时，研究设计了图 3-1，用作适合日本饮食的膳食标准指南。

将食品分为 6 个食物群，您可以一目了然地看到每天平衡膳食的标准。如果按照图示均衡地进食，不仅可以充分补充具有抗氧化能力的植物性化学物质，而且还可以充分补充维生素和矿物质。

植物性化学物质是指植物中所含的一些化学物质，这

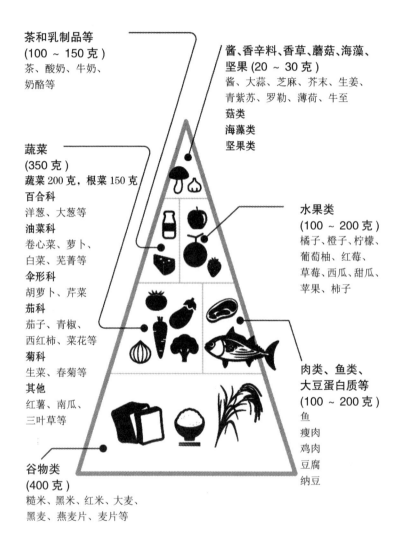

茶和乳制品等
(100 ~ 150 克)
茶、酸奶、牛奶、
奶酪等

酱、香辛料、香草、蘑菇、海藻、
坚果 (20 ~ 30 克)
酱、大蒜、芝麻、芥末、生姜、
青紫苏、罗勒、薄荷、牛至
菇类
海藻类
坚果类

蔬菜
(350 克)
蔬菜 200 克，根菜 150 克
百合科
洋葱、大葱等
油菜科
卷心菜、萝卜、
白菜、芜菁等
伞形科
胡萝卜、芹菜
茄科
茄子、青椒、
西红柿、菜花等
菊科
生菜、春菊等
其他
红薯、南瓜、
三叶草等

水果类
(100 ~ 200 克)
橘子、橙子、柠檬、
葡萄柚、红莓、
草莓、西瓜、甜瓜、
苹果、柿子

肉类、鱼类、
大豆蛋白质等
(100 ~ 200 克)
鱼
瘦肉
鸡肉
豆腐
纳豆

谷物类
(400 克)
糙米、黑米、红米、大麦、
黑麦、燕麦片、麦片等

图 3-1 日本版膳食金字塔

些化学物质虽然不是植物中含有的维生素和矿物质等必需的营养素，但其对生物体具有重要作用。

对于蔬菜中的植物性化学物质的预防癌症效果已有研究报道。众所周知，抗氧化作用是为了不让身体的组织被氧化。当人体细胞中的蛋白质和脂肪被氧化时，作为细胞聚集体的器官和组织的功能就会受损，从而加速衰老和动脉硬化。糖尿病患者体内易出现氧化，血液中脂肪球的氧化是动脉硬化加速的原因。葡萄糖与蛋白质结合形成的末端糖基化产物（AGE）也会对糖尿病患者造成危害。

一些植物性化学物质具有中和 AGE 类过氧化物的作用，因此可以预防动脉硬化等大血管病变。

希望日本版膳食金字塔能为大家提供参考，它一目了然，不用一一去计算食材。

对蔬菜、水果、谷物、海藻类等植物性食物按照各食物群的量的比例进行选择，减少肉类摄取的简单饮食生活，可以预防肥胖和动脉硬化，防止糖尿病的发展。

日本版膳食金字塔最下层是"谷物类"（每天 400克）。一般来说，一碗米饭、一个饭团大概 150 克。尽量选用糙米、大麦等杂粮，膳食纤维和铁等矿物质丰富的全粒小麦、黑麦、燕麦片和麦片等。

自上而下第 3 层是四季应季的蔬菜（每天 350 克）和

肉类、鱼类、大豆蛋白质等（每天 100 ～ 200 克）。肉类大约 30 克为一个单位，鱼类大约 60 克为一个单位，所以吃鱼的话，量上能多吃一些。另外，为了维护肾功能，与肉类相比，更推荐大豆蛋白质。

再往上一层分别是水果类、茶类和乳制品等。

最上面的一层是酱、香辛料、香草、蘑菇、海藻、坚果等少量摄取就可以的食物。

我平时经常将红豆和糙米一起煮，作为主食吃。副食用一些烤鱼、红烧鱼或蔬菜的炖菜和炒菜，再加一点水果。汤类选择裙带菜、蘑菇类的味噌汤类，饭后喝些茶或豆浆、酸奶来收尾，简单而理想的饮食。

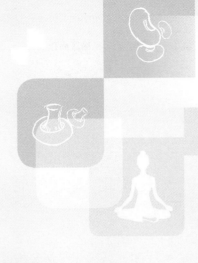

第四章

我的糖尿病疗治经验
——运动篇

养成运动的习惯

当我决定要用"饮食和运动疗法"来治疗的时候，我就在思考控制饮食热量的同时，选择做什么运动为好。

首先，我放弃开车上班，改为步行和乘坐地铁。然后，把每天步行的目标定为10000步，并购买了计步器。

从家到车站的1千米，加上从银座四丁目到东银座（故意不坐车走路）加起来一共走7000步，然后在国立癌症研究中心医院和研究所之间往返，中午去筑地市场周围散步，总共大概10000步。

与此同时，当时的工作地点所在的中央区，有夜间向普通民众开放的小学游泳池，因此我决定开始游泳。中央区区长矢田美英是位思想超前的区长。我们有时一起在围棋俱乐部下棋。他在重建因低生育率、人口过少而空出的小学校时，把养老院作为配套设施，并在地下建了温水游泳池。

我隔天一次下班回家之前去游一两个小时，每周游

3 次。我喜欢游泳，所以很开心，因此坚持了很长时间。肥胖的身体容易上浮，而且在水中行走也不会给膝盖带来负担。游泳是一项非常好的运动。最近好像流行在水中步行，有的游泳池专门设置了水中步行专用道。

游泳后回到家，我会感到精神焕发，很舒服。血糖也会相应下降。晚上慢慢地享用充足的蔬菜类食物，很有饱腹感。

停止享用夜宵一两个月后，我早上的空腹血糖降到6.1mmol/L，胆固醇和甘油三酯也下降了。更令人高兴的是，3 个月后，我的糖化血红蛋白下降到了 9.6%。

以糖化血红蛋白为指标

糖化血红蛋白，也许你并不陌生，它与血糖一起，是诊断糖尿病的重要指标。它是红细胞中的血红蛋白与血液中的葡萄糖结合的产物。在高血糖状态下，蛋白质和葡萄糖会结合在一起。血红蛋白与血液内的葡萄糖结合比例用百分比表示，就称为糖化血红蛋白。现在糖化血红蛋白在6.5%以下视为正常。

一般情况下，通过测量饭后2小时和空腹时血液中葡萄糖的浓度，掌握当时血糖。但是血糖是不断变化的，从5.6mmol/L到11.1mmol/L，或者16.7mmol/L以上，变化幅度很大，所以不能作为长期的平均血糖指标使用。在这方面，糖化血红蛋白反映的是抽血前两三个月平均血糖，因此它作为长期血糖指标更方便、适宜。

我永远也不会忘记最初被宣告患有糖尿病时的糖化血红蛋白，竟然高达12.8%。后来咨询了糖尿病的专科医生，他说糖化血红蛋白再高，最高也就13%左右。听医生这么说，我也对自己当时的高值感到惊讶，我这真是从死亡的边缘逃回来的呀。

经过 3 个月的饮食控制和运动，我的糖化血红蛋白从 12.8% 下降到 9.6%，我体会到了效果。但是糖化血红蛋白正常值通常在 6.5% 以下，因此我还需要继续努力。

一般来说，当糖化血红蛋白超过 9% 的时候，并发症的风险会急剧增加，如果糖化血红蛋白在 9% 以下，糖尿病并发症的风险就会急剧下降，6% 左右时，一般并发症的风险非常小。经过 3 个月，我的糖化血红蛋白就下降了这么多，使并发症风险大幅度降低，所以我认为我的这个方法是可行的。而且，又 3 个月后我的糖化血红蛋白下降到 7.8%，又经过 3 个月后，我的糖化血红蛋白终于下降到 5.9%，也就是说降到 6% 以下了，即已降低到与非糖尿病患者相同的风险水平了。

也就是说，用"饮食和运动疗法"，即使不吃药，坚持 9 个月后我的血糖就已达到了正常范围。

糖化白蛋白
成为新的指标

最近糖化白蛋白（Glycated Albumin，GA）也被推荐作为控制血糖的指标。糖化白蛋白的值用血液中的白蛋白与葡萄糖结合比例（百分比）来表示。糖化血红蛋白反映的是采血前两三个月的平均血糖；糖化白蛋白反映的是采血前两三周的平均血糖。

非糖尿病患者血糖正常时糖化白蛋白目标值为 16% 以下，预防并发症的目标值为 20% 以下。但是，有心肌梗死等心血管既往史及低血糖倾向的患者，暂定目标值为 24% 以下。

四五年前，我的糖化血红蛋白上升到了 10.6%，医生强烈建议我使用胰岛素进行治疗。当时的糖化白蛋白高达 35%。

使用胰岛素治疗后，我的糖化血红蛋白状态改善得非常缓慢。而糖化白蛋白却很快得到改善，迅速地反映出了治疗效果，这是它的优势。另外，受贫血、促红细胞生成因子制剂的影响，糖化血红蛋白会下降，有不能正确反映血糖控制状态的可能性。因此，最近，根据医生的判断，可将糖化白蛋白也作为诊断糖尿病和是否需要开始进行透析的指标。

我最近也对这两个指标进行了测试，对照生活习惯和身体状况，将其作为胰岛素用量和饮食生活改善程度的判断依据。今后，为了避免低血糖的风险，改善预后，我将测试持续血糖（利用前述的 CGM）、糖化血红蛋白及糖化白蛋白这三个值，作为我选择治疗方案的判断依据。

低强度的运动
也有明显效果

    和饮食一样，运动也是控制血糖的关键。即使是低强度的运动，对控制血糖也有明显效果。

    在有关血糖上升机制的章节中也介绍过，葡萄糖可以作为体内细胞能量来源使用，因此总是有适当量葡萄糖在血液中流动，在胰岛素的帮助下，被肌肉细胞和脂肪细胞等各种细胞吸收，作为身体活动、维持体温等的能量来源。

    运动会让人饿，我们每个人都有这样的体验吧。而吃饱后不运动的话，过剩的葡萄糖就会成为脂肪而蓄积，从而导致肥胖。脂肪在肝脏蓄积，就会形成脂肪肝。

    但是，肝脏蓄积脂肪的量也是有限的，随后就会导致肠系膜和腹腔内也蓄积脂肪，血液中过量的葡萄糖就会从尿液排出。而且不被利用的葡萄糖一直持续在血液中流动，持续高血糖状态的话，糖化蛋白就会增加，会导致真正的糖尿病。

    我决定要通过"饮食和运动疗法"来治疗糖尿病后，

会频繁地测量自己的血糖并观察当时的状态，发现运动降低血糖的效果超乎我的想象。经常自己测试血糖后发现，白天的血糖还凑合，但是晚饭后 2 个小时即 20 点左右的血糖，经常会超过 11.0mmol/L。

这个时候，我会做一点运动。例如，在外面散步 30 分钟，仅凭该项运动，血糖就会马上下降。如果不能出去散步，就用室内健身自行车，骑上 30 分钟，血糖大概会从 11.0mmol/L 降到 6.7 ～ 7.2mmol/L。一般饭后 2 小时的血糖在 7.8mmol/L 以下，我就可以安心睡觉了。

降低夜间的血糖，是保持糖化血红蛋白低值的诀窍。因为白天不管怎么样，多少还能活动，但是如果晚饭后血糖高就睡觉的话，血糖整晚都会处在高值状态。这样一来，反映 2 ～ 3 个月血糖平均值的糖化血红蛋白也会上升。

降低糖化血红蛋白，保持其数值在 6% 左右很重要。能保持糖化血红蛋白在 6% 左右的话，血管病变等并发症的风险就和普通人一样了。

最近有报告显示，老年人的糖化血红蛋白控制在 7% ～ 8% 就可以，同时还要重视老年人的生活质量。

通过运动
降低血糖的机理

我经常用血糖测试仪测量血糖，切身感受到运动降低血糖的巨大效果，所以一直在思考它的作用机制。

降低血糖，即葡萄糖从血液进入细胞内时，需要葡萄糖转运体（GLUT）这个蛋白质的帮助。如果将葡萄糖转运体比喻为葡萄糖进入细胞的"门"，那么胰岛素就起到了"钥匙"的作用。葡萄糖转运体有十几种类型，不同的细胞有不同的类型。

葡萄糖转运体 1 主要存在于胎盘；葡萄糖转运体 2 主要存在于肝脏；葡萄糖转运体 3 主要存在于大脑；葡萄糖转运体 4 主要存在于肌肉和脂肪；葡萄糖转运体 5 主要存在于小肠及各内脏器官。葡萄糖转运体 2 也存在于肾脏和小肠。但葡萄糖转运体 4 只存在于肌肉和脂肪，它是调节血糖的关键。

肌肉和脂肪都有几十千克重，可以说是身体重要组成部分。通过运动使血糖下降，就意味着它具有不靠胰岛素，也可摄取葡萄糖的机制。

最近的研究表明，通过运动产生的三磷酸腺苷（ATP）分解物会激活一磷酸腺苷（AMP）激酶活性，促进葡萄糖的吸收。说得稍微专业一点，即有一种叫作 ATP 的分子能够产生运动能量。它在释放能量的时候，磷酸会游离，形成二磷酸腺苷（ADP），再将磷酸分离，形成 AMP。

活化的 AMP 激酶可激活葡萄糖转运体 4，使之向细胞膜方向移动，在没有胰岛素介入的情况下，其也能使葡萄糖进入细胞内。这就是通过运动降低血糖的作用机制。

肌肉中还发现了葡萄糖转运体 8 和葡萄糖转运体 11。肌肉中有收缩快但只能维持短时间、短距离跑动的快肌细胞和收缩慢但能长时间工作的慢肌细胞。

葡萄糖转运体 11 在肌肉中对慢肌细胞有效，所以在进行有氧运动的慢跑和马拉松时，其有可能特别能促进肌肉细胞摄取葡萄糖。

因此，如在运动期间测量血糖，谁都能切身感受到血糖的下降。虽然葡萄糖转运体 4 在肌肉和脂肪都存在，但是通过运动仅能在肌肉细胞产生 ADP，所以这个时候葡萄糖仅被肌肉细胞摄取，而不被脂肪细胞摄取，从而有助于减肥。

但是在生物体内，对于葡萄糖转运体的糖摄取作用还有很多不明白之处。

即使是糖尿病患者，由于其消化道吸收糖的能力没有下降，小肠的葡萄糖转运体 5 也许并不需要胰岛素。

考虑到糖尿病患者容易患脂肪肝，因此认为肝脏中的葡萄糖转运体 2 可能会被胰岛素以外的物质激活。

虽然大脑里只存在葡萄糖转运体 1 和葡萄糖转运体 3，但大脑不像肌肉可以存储糖原，而且它又是消耗葡萄糖的最大器官，所以即使没有胰岛素，它也有能保证葡萄糖摄取的各种各样的"门"和"钥匙"。

其他还有胰岛素样生长因子 1（IGF1），其是胰岛素样生长因子，也被称为促生长因子。它是在各种各样的脏器受到生长激素的刺激后，一天产生的 10 毫克左右的一种激素。它也对葡萄糖的吸收和细胞代谢起着类似胰岛素的作用。

什么样的运动更有效?

在某医学学术会议上,有一位医生在介绍糖尿病新药的临床试验结果时说,"吃了这个药,饭后 2 小时血糖能下降 2.8mmol/L 左右。"我当时指出:"如果想降低饭后血糖,即使不吃任何药物,只要散步 30 分钟左右,血糖就会下降 2.8mmol/L 以上。"我问他:"是否做过运动的对照组?"那位医生对这个意外的问题,显得不以为然。后来,该学术会议的秘书长对我说:"说得好。"所以我认为主张不依赖药物治疗的医生大有人在。

日本糖尿病学会的指南也是首先重视饮食和运动。

我们知道运动有超出预想的降血糖作用。因此,我想是不是运动量越大越好呢?我挑战了马拉松和铁人三项等激烈的运动。

当参加自行车比赛,剧烈运动 1 小时回家后,我想这么大的运动量,想必血糖一定下降不少。我非常期待地测试了血糖。但是,非常出人意料,我的血糖反而升高了,高达 10mmol/L 或 11mmol/L。

为什么呢？我百思不得其解，就进行了研究调查，发现这是理所当然的。因为运动开始后，细胞为了获取能量，需要血糖，所以肝脏储存的糖原被分解，变成葡萄糖释放到血液中。肌肉中的糖原在几分钟内就被消耗掉了，但是肝脏内的糖原被分解成葡萄糖变成血糖的话，就很难被消耗掉。因此，会出现激烈运动反而导致血糖上升的现象。

使血糖上升的激素有肾上腺皮质分泌的糖皮质激素、肾上腺髓质分泌的肾上腺素、胰岛 α 细胞分泌的胰高血糖素，还有甲状腺激素、生长激素等各种激素。紧张引起的压力反应也会使血糖上升。人类在漫长的进化过程中，形成了很多能在危急时刻迅速增加能量供应的机制。

因此，剧烈运动后，反而会出现血糖上升的现象。激烈的运动虽然会导致一时出现血糖增高现象，但有时提高血糖也是必要的。

为什么这样说呢？因为运动能使血糖上升，大部分都与肝脏的糖原有关。如果不运动的话，葡萄糖会不断地进入肝脏，肝脏内糖原已经处于饱和状态后，剩下的就全部变成甘油三酯了，就会导致脂肪肝和高脂血症。

这样想的话，可以把运动当作一次"总清仓"，偶尔做一些激烈的运动，使肝脏的糖原清空，这对增强代谢循环也是很重要的。

饭后步行
30分钟的效果

平时进行多大程度的运动才是最有效的呢？在东京农业大学研究室的学生中，有一个研究升糖指数的小组。我也参加到他们的团队。我们吃一定量的食物，然后调查饭前运动后和饭后运动后血液中的变化。

结果发现，饭后运动比饭前运动更有效。饭前运动不仅未必能抑制饭后血糖的上升，而且饭前运动有可能导致低血糖，特别是服用降糖药的人。

正如前述所说的那样，肝脏会将储存的糖类释放，饭前运动反而会使血糖上升或下降，形成不规则的曲线。相比之下，饭后30分钟后开始运动，血糖确实会下降。

而且，如前述胰岛素以外的物质参与血糖的调节的话，在停止运动后血糖的吸收仍会继续，血糖会持续下降。运动后2小时血糖降至7.8mmol/L以下并不难。

对于运动的内容，我们对饭后跑步30分钟和步行30分钟哪个更好进行了研究，结果发现步行就足够了。如果硬要进行跑步这种激烈的运动，那么肝脏的糖原分解就会相应增加，反而会使血糖上升。因此，根据我的经验得出的结论是，一般情况下，饭后步行 30 分钟对血糖控制最好。

须注意伴随年龄增长出现的老年衰弱综合征

我在 53 岁时被宣告患有糖尿病，到现在已经过了 23 年，不知不觉已经进入后期高龄者的队伍［日本将老龄人口细分为前期高龄者（65 ～ 75 岁）和后期高龄者（75 岁以上）］，但我仍奔忙于全国各地，飞来飞去。我自身的状态充分证明糖尿病是可以通过饮食和运动改善的，我为之自豪。

但是，随着年龄的增长，我们不可避免地会面临新的问题。

大家听说过老年衰弱综合征这个词吗？它是指老年人随着年龄增长而出现肌肉力量及运动能力减弱，以及认知功能和精神活动能力低下等，应激事件易感性增加，导致健康障碍状态，成为看护预备军，从而受到关注。

日本厚生劳动省研究班的报告书中指出："随着年龄的增长，身心的活力（运动功能和认知功能等）降低，也受到多种慢性疾病并存等的影响，生活功能发生障碍，出现身心脆弱的状态，如能早期识别衰弱，采取相应的干预措施，通过适当的介入、支持，可以维持和提高生活功能。"

老年衰弱综合征的诊断标准有很多种，最常用的是美国琳达·弗里德（Linda Fried）提倡的衰弱综合征标准。满足以下 5 条中 3 条或以上特征的，视为衰弱；满足以下 5 条中 1 条或 2 条特征的，视为衰弱前状态；没有以下 5 条特征的人群则视为无衰弱的健壮老年人。

1. 力量减弱（握力下降）。

2. 体力活动减少。

3. 行走速度减慢。

4. 身体疲劳，出现疲乏感（持续 3、4 天以上）。

5. 体重下降（不明原因一年体重降低 4～5 千克或 5% 以上）。

遗憾的是，谁都无法避免因年龄增长而导致的身体功能下降，但是，通过早期发现并干预和应对衰弱的状态，可以防止发展到需要看护（护理）的地步。如果自己是老年人或身边有老年人的，要做到这一点，与家人分享学习关于老年衰弱综合征的知识也很重要。

肌肉减少的肥胖者
须注意少肌型肥胖症

少肌症（Sarcopenia）指的是与年龄无关，肌肉量减少，肌肉力量和身体机能下降的状态，是希腊语中表示肌肉的"Sarco"和表示减少的"Penia"的合成词。

前述的老年衰弱综合征是衰老引起的，在老年衰弱综合征的症状中，肌肉功能低下即为少肌症。其原因除老龄以外，还有活动量减少、营养不良等。肌肉量30岁时达到顶峰，之后随着年龄的增长会逐渐减少。有报告显示，70岁以下的患少肌症的为13%～24%，80岁以上的患少肌症的为50%左右。年轻人进行过度的减肥导致营养不良，也会造成肌肉量减少，也有可能会患少肌症。还有即使没有进行减肥，但由于没有运动习惯，肌肉也会一点一点地逐渐减少，所以即使年轻也不能掉以轻心。

如果少肌症导致肌肉量下降到一定程度，日常生活中的活动就会受到限制，跌倒、骨折和卧床不起的风险就会增加。

近年来，少肌症和肥胖（体内脂肪增加）重叠引起的少肌型肥胖症逐渐成为受人关注的健康问题。如果患上少肌型肥胖症，糖尿病、高血压、脂质异常症、代谢性疾病和运动机能低下等的风险会急剧地大幅度提高。发病早的人在40多岁的时候就发病，随着年龄的增长有发病率增加的倾向。少肌型肥胖症者，即使BMI是标准值，也可能由于长年的运动不足，其肌肉会在不知不觉间被脂肪替换，因此应该引起更多的关注。

另外，东京大学老龄社会综合研究机构的饭岛胜矢等人研究发现，对于患有少肌型肥胖症的65岁以上高龄者，抑郁的风险可能会显著地增加。在这项研究中，抑郁的发病率在既不是少肌症也不是肥胖的组中为8.5%，在只有少肌症的组中为11.0%，在只有肥胖的组中为11.6%，与此相比，少肌型肥胖症组抑郁的发病率明显增高，达26.6%。

另外，我们还发现在65～74岁的高龄者中，少肌型肥胖症和抑郁风险的关联明显上升。

为了预防少肌型肥胖症，饮食方面的早期干预是很重要的。其中关键是补充构成肌肉组织的蛋白质。据报道，增强骨骼的维生素D也具有增强肌肉力量的作用。所以建议摄取蛋白质的同时也要注意摄取维生素D。

日本70岁以上的男性每天的蛋白质平均摄取量为76.0

克，女性为 62.0 克。个体差别很大，达不到需要量的营养不良的高龄者也不少。一般认为，如果肾功能正常，为了预防老年衰弱综合征，不论性别，最好以每千克体重 1 克为基准摄取肉、鱼、大豆、牛奶等含有大量蛋白质的食品。

　　但是，限制糖类同时多吃蛋白质，会增加全身的代谢负担。我也尝试过在一段时间进行零糖类和高蛋白饮食，但筋膜和肌肉有萎缩倾向，并出现疼痛，让我感到不安。这正像人们常说的，"老了才知道老是什么样"，看来光靠头脑思考是解决不了实际问题的。为了找到适合自己的方法，最好自己多尝试一些。

预防少肌症，
进行抗阻运动

在我尝试过的运动里，我发现预防少肌症最有效的是抗阻运动。抗阻运动是指反复进行下蹲和哑铃体操等对肌肉施加抵抗的运动。例如，走路时在脚踝上缠上 1 千克的沙袋，比平时更快地走路等，施加负荷，仅此也是有效果的。

我也会在日常生活中做一些力所能及的事情，比如快步走或爬楼梯时跳过一个台阶走等。

少肌症如果出现以下情况，要多加注意，有可能是肌肉力量和身体功能衰退所致，请立即采取对策。

1. BMI 低于 18.5。

2. 不能在信号灯绿灯时间内走完人行横道。

3. 难以打开塑料瓶瓶盖。

但是，平时不运动的人突然开始运动的话，可能会因过度运动导致身体不适。特别是高龄者，使脉搏频率增加的运动会给心脏造成负担，所以建议做些可以边聊天边进行的适当运动。

对于糖尿病患者，请记住适当的运动强度为"59岁及以下的，保持最高心率在120次/分钟，而60岁及以上的，保持最高心率在100次/分钟"。

另外，有研究发现，如果将抗阻运动和有氧运动（有氧运动是指步行、骑自行车、游泳等，也包括瑜伽和健美操）结合起来进行，比只进行其中一项，能更有效改善血糖。

欧洲糖尿病研究学会（EASD）发行的医学杂志 *Diabetologia* 上发表的文章指出，抗阻运动和有氧运动同时进行，与单纯进行有氧运动相比，糖化血红蛋白下降0.17%，空腹血糖下降0.6mmol/L。与单纯进行抗阻运动相比，糖化血红蛋白下降0.62%，空腹血糖下降2.0mmol/L。

如果坚持进行抗阻运动，肌肉量和肌肉力量会增加，胰岛素抵抗性也会改善，同时胰岛素也能更容易起效，发挥更好的作用。另外，有氧运动可以锻炼全身的肌肉，更易降低血糖，同时也可以改善胆固醇和甘油三酯水平。

糖尿病患者中，70岁以上的高龄者在增加，由于糖尿病被称为现代病的历史还不是太长，因此会不断出现许多意料不到的新发现，其中就有老年衰弱综合征和老年型少肌症。我不会输给年龄增长，今后会努力进行饮食和运动疗法，我们也一起努力吧。

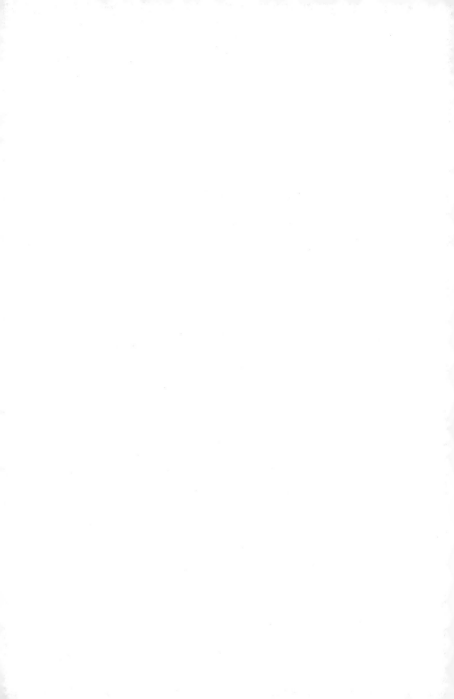

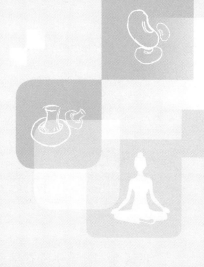

第五章

需要区分"高血糖症"和"糖尿病"

糖尿病的
诊断标准和问题点

　　我认为，对于还没有导致并发症和其他症状的高血糖，与持续高血糖后已导致并发症等症状的，在病名上应该区别对待。

　　也就是说，前者只是单纯血糖偏高，应称为高血糖症；后者持续高血糖并已导致并发症，应称为糖尿病才比较适当。我想在此和大家探讨一下这个问题。

　　糖尿病曾经被视为可怕的不治之症。胰岛素的发现使之发生了根本性的变化。但考虑到它的并发症，毫无疑问它依然是一种可怕的疾病。

　　那么，现在诊断糖尿病的血糖标准是什么呢？主要的检查方法如下（表5-1、图5-1）。

　　一、空腹血糖测试

　　这个是最常见的方法，测试早上的空腹血糖。空腹血糖在 5.6 ～ 6.1mmol/L 属正常，≥ 7.0mmol/L 可拟诊断为糖尿病，在 6.1 ～ 6.9mmol/L 可拟诊断为临界型糖尿

表 5-1　75 克糖耐量试验的判定基准

	空腹时	负荷后 2 小时	判定分类
血糖 （静脉血糖）	7.0mmol/L 以上	11.1mmol/L 以上	糖尿病型
	6.1mmol/L 以下	7.8mmol/L 以下	正常型
	不属于糖尿病型也不属于正常型		临界型

注：即使是正常型，1 小时血糖在 10mmol/L 以上时，因为糖尿病型
的转化率很高，所以按照临界型来处理。

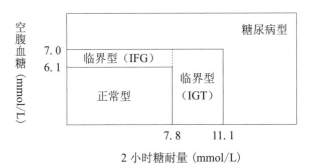

图 5-1　糖尿病型、临界型及正常型的判定和区分

注：IFG：空腹血糖异常；IGT：糖耐量异常。

病，也称为糖尿病"预备军"。

二、口服葡萄糖耐量测试

这项检查要求受检者在测得空腹血糖后，口服 75 克
葡萄糖，2 小时后测试血糖。数值小于 7.8mmol/L 属正常，
≥ 11.1mmol/L 可诊断为糖尿病，在 7.8 ～ 11.1mmol/L
可诊断为临界型糖尿病。这个数值异常被称为糖耐量异常。

以上标准是以健康人和糖尿病患者的血糖分布为基础确定的。但是，虽都是糖尿病，对还没有出现症状的，是根据将来的并发症等风险的可能性来诊断的。这些标准是通过对大量人群进行跟踪调查的队列研究得到的。但是，血糖的变动有个体差异，所以无法做到精准划分。

1999 年 4 月之前，日本糖尿病的诊断标准是空腹血糖 ≥ 7.8mmol/L。前述有关升糖指数的章节介绍的美国的研究也是把空腹血糖 ≥ 7.8mmol/L 作为诊断糖尿病的标准。

然而，1999 年 5 月，日本糖尿病诊断标准降低为空腹血糖 ≥ 7.0mmol/L。根据新定义，糖尿病患者的数量一下子增加很多。把糖尿病"预备军"和空腹血糖 ≥ 7.0mmol/L 的糖尿病患者加在一起，推测日本有 2000 万人以上。血糖与糖尿病并发症的风险有很大的关联，因此新定义的目的是降低诊断标准值来发现有风险的人，从而达到早治疗、减少并发症的目的。但是这也许仅是流行病学上的早期诊断带来的表观效果，称为前导期误差。

当然，高血糖无疑会增加糖尿病并发症风险。那么，血糖到底多高才会增加糖尿病并发症的风险呢？

血糖无论如何必须
控制在 7.0mmol/L 以下吗？

　　现在糖尿病的诊断标准是空腹血糖 ≥ 7.0mmol/L，它是以欧美的糖尿病流行病学研究为基础确定的。美国糖尿病学会将空腹血糖 ≥ 7.0mmol/L 作为诊断糖尿病的标准，日本只是模仿美国而已。近藤诚医生在《文艺春秋》中指出，以前的诊断标准是空腹血糖 ≥ 7.8mmol/L，所以只要改变标准，就会增加数百万糖尿病患者。

　　但是日本采用新的标准后，7.0mmol/L 这个数值成为绝对标准，只要空腹血糖没有控制在 7.0mmol/L 以下，有的医生就会吓唬说很快就有并发症的风险。但是，并没有数据证明稍微超过 7.0mmol/L，就会马上出现并发症。

　　当然，从预防的观点来看，7.0mmol/L 以上是有风险的。不过，稍微超过 7.0mmol/L 就立即服用药物后糖尿病真的就不会发展了吗？我认为有必要把并发症的风险和药物副作用的风险放在天平上衡量一下。

　　临界型糖尿病分为空腹血糖异常和糖耐量异常两种。

在日本对两者没有进行区别。但是根据最近美国的研究，糖耐量异常会增加心肌梗死的风险，空腹血糖异常则没有增加心肌梗死风险。这不仅仅是血糖的问题，与并发症是否有大血管病变也有关。对于收缩压控制在 130mmHg 以下的患者，没有发现风险上升，所以可以说并发症发生的风险与血压有关。

被确诊为
糖尿病后的苦恼

　　根据现在的诊断标准，两次血糖检查高出正常标准，即可以视为糖尿病进行治疗。一般来说第一次空腹血糖≥7.0mmol/L，就会被指出有患糖尿病的风险，隔一段时间再次测试，如果空腹血糖还是≥7.0mmol/L；或者进行糖耐量测试，如服用75克葡萄糖2小时后的血糖≥11.1mmol/L，就可诊断为糖尿病。

　　随机血糖，是指不受时段的限制，即不一定饭后或饭前，一天中任何时间测得的血糖。随机血糖≥11.1mmol/L，便可诊断为糖尿病。

　　也就是说，如果以上检查中某一个，隔一段时间进行两次检查，两次检查的结果均超过诊断标准，就会被宣告患"糖尿病"，并以有并发症的风险为由，给你开药进行治疗。另外，测量糖化血红蛋白，如果数值大于6%，也会被诊断为糖尿病。

　　日本现在使用的糖化血红蛋白测试法的数值是为了

与国际标准接轨，在旧基准的基础上加了 0.4%。旧基准称为 JDS，新基准称为 NGSP。2014 年 4 月开始只用新基准 NGSP。本书基本上使用的是旧基准 JDS，使用新基准 NGSP 的话，会在基准前加一个"新"字。

医生也许会对你说用胰岛素降低高血糖，可以让胰腺得到休息。在被确诊后，最难的就是被医生问"你选择哪种治疗方法"的时候。

我当时空腹血糖接近 16.7mmol/L，是在相当高的血糖时被发现诊断的。尽管如此，很多年我都没吃药，只靠饮食和运动来控制血糖，就是在不用担心任何药物副作用的情况下成功地控制了血糖。

从我的经验来看，如果高血糖，只是稍微超过了标准值，也并不是那么要紧的问题。

大多数患者在看医生之前，都会有几年的高血糖状态。当然，伴有并发症的重症糖尿病就另当别论了。如果只是在检查中发现高血糖，我认为并不都是处在非要立刻用药治疗的紧急状态。

也就是说，我认为真正的糖尿病与在检查中只发现高血糖和糖耐量异常，还没有发现身体症状和自觉症状的高血糖症有所不同。

这个正好和高血压症的情况相似。高血压也是心肌梗死和脑出血等许多生活习惯病的危险因素，但是，仅仅是高血压，并不会马上导致与生命相关的重大问题。也就是说，如果只是轻度高血压，不依靠药物，通过少吃盐和适度的运动也有可能使血压恢复到正常范围。高血糖症也一样。

　　实际上我被诊断为糖尿病的时候，血压的收缩压在150mmHg以上，但是通过定期的运动、减肥，现在血压的收缩压在120mmHg左右，舒张压是75mmHg，已经降到和健康人一样的水平了。

高血糖症和并发症

发现高血糖症的时候，很多医生会说得好像马上就会有并发症的风险似的。通过两次检查确定为糖尿病的，通常会开处方，使用药物让血糖降到目标数值。但是，并发症的风险并不是直线上升的。

截至目前，有跟踪了 1000 名以上糖尿病患者的临床流行病学研究结果显示，并发症的风险从糖化血红蛋白达 9% 左右开始急剧上升。如果糖化血红蛋白在 6.0% ～ 6.9%，几乎不会有并发症的风险，在 7.0% ～ 7.9%，风险也只会增加几个百分点。

根据这些研究，是否需要马上用药也是个很大的疑问。稍后我会详细说明，因为糖尿病的药也有副作用，也应该考虑其风险。但是，放任高血糖是很可怕的。这就像对高血压置之不理，其就会成为重大疾病的危险因素一样。

当体检报告中显示"血糖偏高"的时候，最可怕的是这样的患者，即虽然医生指出有并发症的风险，但自己目前没有任何不适的症状，就不重视，也不去改变不良生活习惯。

短时间内没有大问题，但3年、4年、5年过后，胰腺会逐渐衰弱，从而导致真正的糖尿病。

有研究对6000人左右进行了糖尿病实态调查。结果显示，有半数人被指出有高血糖症后没有接受诊疗。什么治疗都不做是非常危险的事情。

血糖不超过11.1mmol/L，尿糖就检测不出。所以糖尿病这个诊断名本身就不是一个恰当的名字。

重要的是确立高血糖症作为疾病的概念，并采取措施防止其发展为伴有并发症的真正糖尿病。被指出有高血糖症5年以后，出现视力障碍和走路困难才去就诊的人很多，这是一个很严重的问题。

为了避免这种情况，在高血糖症阶段，通过饮食和运动来改善生活习惯是最好的方法。

并发症
会降低生活质量

虽说糖尿病已不是绝症，但是即使是现在，并发症仍是非常严重的问题。医院推荐药物治疗就是为了预防并发症。

糖尿病的并发症主要有两种类型：微血管病变和大血管病变。血糖偏高，会使血液中的糖化蛋白沉着在微血管壁上，从而使血管逐渐失去弹性，丧失功能。特别是微血管集中的重要器官，如眼睛的视网膜和肾脏的肾小球容易发生病变。

糖尿病性视网膜病变是微血管病变中的代表性疾病。成年以后失明的人群中，有很多都是由于糖尿病性视网膜病变。在日本，据说每年因糖尿病而失明的高达3000人。这是视网膜毛细血管上形成微血管动脉瘤，使眼底出血和视网膜剥离所致。

初期的非增殖性视网膜病变，只是发生微血管动脉瘤和小点状出血，没有自觉症状。中期的增殖性视网膜病变，则发生棉絮状出血和视网膜微血管异常。后期的增殖性视网膜病变，会发生玻璃体出血、飞蚊症等，最终可导致失明。

另外，患白内障和青光眼的风险也会增加。一般 5 ～ 10 年后，会出现初期的单纯的视网膜病变。血糖控制不好的，一般 2 ～ 3 年就会发展成中期的增殖性视网膜病变，再有 1 ～ 2 年就会发展成后期的增殖性视网膜病变。

增殖性视网膜病变适用光凝固疗法。药物引起的急剧低血糖会导致眼部症状。

成年后失明的，学习盲文很困难，不能外出，生活质量会变得难以想象。

糖尿病肾脏疾病
是肾脏透析的主要原因

　　肾脏的病变，是由于肾小球这个血液过滤装置堵塞，不能很好地发挥作用。肾小球血管壁像筛子一样呈网状结构，每天形成 100 升以上的原尿。如果糖化蛋白沉淀，就会引起堵塞，不能过滤身体的杂质。恶化的话就会导致尿毒症。患尿毒症就必须接受人工透析。即使接受人工透析，5 年左右肾功能也会变差，最后就需要进行肾脏移植。好不容易移植了肾脏，还要终身与免疫排斥反应做斗争。

　　2013 年的数据显示，接受人工透析的患者中，约 115000 名患者（占 37.6%）是糖尿病引起的肾脏疾病患者。在 36000 名接受透析的肾功能衰竭患者中，有 43.8% 的患者是糖尿病患者。

　　这种情况下，血糖控制差、高血压、尿路系感染都将成为危险因素。肾脏疾病分为五期：第一期为肾脏疾病前期，第二期为肾脏疾病早期，第三期为显性肾脏疾病期，第四期为肾功能衰竭期，第五期为透析治疗期。第一期没有任何症状，第二期出现微量白蛋白尿，第三期有明显的蛋白尿，伴有高血压。第四、五期需要进行腹膜透析、血液透析及肾脏移植。

动脉硬化
增加猝死的风险

　　大血管病变中的代表性疾病是动脉硬化。动脉硬化会增加心肌梗死和脑出血等猝死的风险。一般认为与高血糖相比，大血管病变和高血压的相关性更大。但糖耐量异常者即葡萄糖耐量测试 2 个小时后的血糖在 7.8 ~ 11.1mmol/L 的也会增加风险。空腹时血糖在 6.1 ~ 7.0mmol/L 的临界型，风险并没有上升。因此为了降低风险，除了控制高血糖，还需要将血压的收缩压控制在 130mmHg 以下。

　　除此之外，持续高血糖会造成神经细胞内山梨糖醇聚集，从而导致神经麻痹、手脚发麻及末梢的血液循环恶化所致的手脚坏疽。坏疽导致脚趾截肢的话，生活质量会大大降低。如果是小腿截肢，会造成行走困难。神经障碍和循环障碍相互影响，有的还会出现阳痿。

　　另外，持续高血糖会导致免疫力下降，患者容易患多种感染性疾病。我以前有顽固的脚气，血糖下降和肥胖消除后就自然痊愈了。糖尿病患者也容易得牙周炎等疾病。

因为抵抗力弱，肺炎感染导致的死亡率也相当高。

预防并发症的
饮食和运动疗法

　　控制血糖的同时，控制血压是预防并发症的关键。下面介绍一个有关控制血压、降低并发症的更重要的研究。

　　在英国名为 UKPDS38 的大规模临床研究中，将糖尿病患者分为两组：通过药物严格管理血糖的 A 组和通过药物严格管理血压的 B 组。此研究进行了大约 9 年的观察。

　　9 年后的结果显示，未进行积极降压治疗的对照组，即 A 组的收缩压为 154mmHg，舒张压为 87mmHg；而使用降压药治疗的 B 组，血压降为收缩压 144mmHg，舒张压为 82mmHg。

　　再看一下 9 年来并发症风险的变化。进行血压管理的 B 组死亡率降低了 32%，心绞痛发生率降低了 44%，视网膜病变发生率降低了 37%。

　　进行血糖管理的 A 组，并发症的发生率降低了 12%，包括视网膜病变在内的微血管病变发生率降低了 25%，说明控制血压非常重要，因此进行必要的指导是非常有必要的。

　　超过一定标准的高血糖症、高血压症，会增加各种并发症的风险。为了预防并发症，将糖化血红蛋白控制在 7%以下、收缩压控制在 130mmHg 以下非常必要。为了达到这两个方面的长期目标，饮食和运动疗法非常重要。

　　日本人死亡率排名第一位的是癌症，第二位是心肌梗死，紧接着就是脑出血，糖尿病的排名在逐渐升高。这些疾病以前被认为是不相关的疾病。

　　我担任过 6 年日本病理学会主办的《日本病理剖检辑报》的主编，拥有从全国的大学附属医院和其他医院收集的超过 30 万人体的病理解剖的数据库，仅糖尿病就有15000 人体的记录。

　　从糖尿病患者死因来看，果然是心肌梗死、脑中风等大血管病变居第一位，接着是肾功能衰竭和感染性疾病。糖尿病患者的平均寿命比正常人群平均寿命要短 10 年。但是，血糖控制得好的患者中，颐养天年的也有很多。

葡萄糖峰值

什么是葡萄糖峰值？医务人员将其称为饭后高血糖，即饭后短时间内血糖迅速升高。因为用图表来表示葡萄糖的变化看起来像峰值（呈钉状），所以近年来它也被称为葡萄糖峰值。体检时，一般只检查空腹血糖和糖化血红蛋白，因此不易发现。但如果放任不管，就会发展为糖尿病，从而不知不觉地增加并发症的风险。因此早期发现很重要。

2007 年国际糖尿病联盟（IDF）发表的《饭后血糖管理指南》使葡萄糖峰值的危险性受到关注。该指南指出，即使按照糖尿病诊断标准，血糖控制得良好，但饭后血糖高的话，也将会提早发生动脉硬化，增加心肌梗死等血管病变、癌症、老年性痴呆等风险。

我以前就认为，当时的研究对饭后 2 ~ 3 小时的血糖变化的观察不够，所以我就让东京农业大学中我的研究室学生做了饭后 6 小时的血糖变化详细测试。结果显示，饭后血糖急速上升为 8.9 ～ 10.0mmol/L 的学生中，有的后来血糖下降为 3.3mmol/L 以下，主诉有似自主神经紊乱所致的心慌、出汗、头痛等症状。

当时认为这个可能就是糖毒，血糖急速上升造成胰岛素过度分泌，使血液中的葡萄糖被急速吸收，血糖急速下降到正常值以下时，为了使血糖恢复至正常，糖皮质激素、甲状腺激素、肾上腺素等激素一次性大量分泌，造成自主神经紊乱，导致上述心慌、出汗、头痛等症状。症状严重时有的会出现恶心、烦躁、疲劳感、注意力下降、抑郁等精神症状。

绝食时，很多女性会出现头痛正是因为这个原因。由于身体持续不进食，作为体内能量来源的糖类被脂肪代替。酮体上升时，症状就会有所改善。

有关葡萄糖峰值，2011 年 IDF 的报告显示，为了观察饭后血糖，在饭后 1 ～ 2 小时测量血糖，并将血糖目标设置为小于 8.9mmol/L。现在日本的糖尿病患者中，很多体检时即使空腹血糖和糖化血红蛋白基本正常，但饭后半小时血糖可能会超过 11.0mmol/L。不少人的血糖起伏不定。

当快速进食含糖类高的食物或进食过快时，容易发生这种情况。另外，像我这样患糖尿病多年，长期进行血糖管理的，血糖也是有时稳定，有时不稳定。不稳定时往往是精神压力大的时候。所以平时血糖高且感到压力大的患者，对饭后血糖也需要多加注意。

只测量空腹血糖和糖化血红蛋白时，饭后高血糖容易被忽视。将糖化血红蛋白良好地控制在 6.3% ～ 6.5% 的患者中，也有的糖化白蛋白高达 25%，因此建议测试糖化血红蛋白的同时，测试糖化白蛋白。

为了改善葡萄糖峰值，预防并发症，我们要控制糖类，选择低糖（升糖指数低）摄取，并从不易使血糖上升的食物开始进食，同时养成运动的习惯。凭我的经验，像散步这样的轻度运动就足以降低饭后血糖。养成饭后散步的习惯很好。

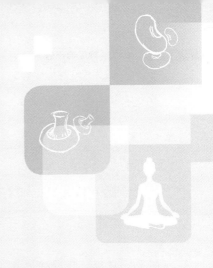

第六章

代谢综合征导致的
糖尿病

高血糖、高血压、
高血脂的根源相似

在上一章里，我曾建议将"高血糖症"和"糖尿病"的诊断名分开，这里又出现了另外一个复杂的病名，那就是"代谢综合征"。

我被诊断为糖尿病的时候，有肥胖和高脂血症、高血压症，以及微量的蛋白尿，肌肉松弛、没有弹性，已是伴有并发症的典型糖尿病。

患 2 型糖尿病的患者，在患 2 型糖尿病之前，常常已经有好几年的肥胖史，特别是被指出有患肥胖症的风险，有的还是先被诊断患有高血压症。我就是在血糖高的同时还肥胖，血压也稍高，特别是血脂高。20 世纪末，人们认为这些疾病的根源具有相似性，并将其命名为"代谢综合征"。

日本大阪大学医学部的松泽佑次教授将这种病症命名为"内脏肥胖综合征"。他说："这些疾病的共同原因，是腹腔内的肠系膜和内脏周围堆积脂肪。"也就是说，腹部肥胖、内脏脂肪的积存导致代谢紊乱。

根据松泽教授的定义，内脏肥胖综合征具有以下表现：内脏性肥胖（内脏积蓄大量脂肪）、糖耐量异常（高血糖症）、高甘油三酯血症（甘油三酯高）、高密度脂蛋白胆固醇（好胆固醇）低、高血压症。

另外，美国学者卡普拉索基于同样的认识，将上半身肥胖、糖耐量异常、高甘油三酯血症、高血压症等症状同时存在的状态概括为"死亡四重奏"。日本的松泽教授和美国的卡普拉索均指出，糖耐量异常（高血糖症）和肥胖这两个是关键因素。

另外，还有一位叫莱本的学者也将同样的症状命名为"X综合征"。他归纳了X综合征的症状。他提出，如果符合以下3～4个症状，就应该命名为X综合征。

①糖耐量异常。

②胰岛素抵抗。

③高胰岛素血症。

④极低密度脂蛋白（VLDL）高。

⑤高密度脂蛋白胆固醇低。

⑥高血压症。

另外，氟利昂教授将同样的症状称为胰岛素抵抗性症候群。他指出，2型糖尿病也在其中，是由于正常的代谢能力被打乱，导致高胰岛素血症。他认为导致高胰岛素血症的原因有肥胖、动脉硬化性脑血管疾病、脂质代谢异常和高血压等。

WHO 为了结束这种混乱的状态，1998 年提出了"代谢综合征"这个名称。在日本，2005 年以动脉硬化学会为首的八大学会，制定和发表了日本关于代谢综合征的诊断标准，即男性腰围超过 90cm，女性腰围超过 85cm，并且伴有脂质代谢异常、高血压、高血糖三项中两项，就可诊断为代谢综合征。

现代医学不断地专门化和细分化。代谢综合征中的每种疾病都不是独立的疾病。当体内产生某种代谢异常时，各种各样的疾病就会由此产生。因此对代谢综合征，需要整体医疗来进行诊治。我们现在已经清楚地知道引起代谢综合征的关键是胰岛素不能正常作用而导致的胰岛素抵抗。

胰岛素抵抗
和高胰岛素血症

作为代谢综合征关键因素的胰岛素抵抗究竟是什么呢？胰岛素通常会由胰腺分泌一定的量，但是由于某种原因，细胞膜上的胰岛素受体捕获胰岛素的敏感性可能降低，造成即使有胰岛素存在，血液中的葡萄糖也不能被很好利用，就称为胰岛素抵抗。胰岛素抵抗被认为是近年来糖尿病患者迅速增加的重要原因。

为什么细胞膜上胰岛素受体的敏感性会降低呢？目前还没有定论，但不管怎样，其会造成血糖降不下来，从而导致高血糖症和高胰岛素血症，所以很多学说认为胰岛素抵抗是引起代谢综合征的根本原因。

当胰岛素抵抗增加时，胰腺会误认为机体缺乏胰岛素，会被迫分泌更多的胰岛素，从而导致胰腺的胰岛 β 细胞疲劳，引发糖尿病。另外，由于胰岛素有增加食欲的作用，如果血液中有剩余未被利用的胰岛素，就会出现食欲增加而导致肥胖的问题。

内脏型肥胖
引起的胰岛素抵抗

    胰岛素抵抗与内脏型肥胖有关。日本人与白色人种相比，胰岛素分泌量只有一半左右，因此血糖很难被细胞利用，更容易肥胖。

    人类有三万多个基因，其中有 40 种以上的基因具有使人变胖的能力，也就是说，和能量储存能力有关。人类的历史中，约 99.9% 的时间是在与饥饿做斗争。

    当脂肪增加时，脂肪细胞会分泌一种叫瘦素的激素，刺激下丘脑下部的饱腹中枢，降低食欲，增加能量消耗。

    但是肥胖的话，瘦素会增加，大脑饱腹中枢传导的信号通路被阻断，会影响肝脏和血管功能，促进非酒精性脂肪性肝炎和动脉硬化的形成。

    脂肪细胞除瘦素以外，还会分泌如脂联素和肿瘤坏死因子等 10 种以上具有生理机能的脂肪细胞因子。现在甚至有人认为脂肪组织作用类似内分泌器官。

    什么样叫肥胖呢？日本肥胖学会制定了标准。根据

《2011 年肥胖症诊断标准指南》，日本人 BMI 在 25 以上，男性腰围在 90 厘米以上，女性腰围在 85 厘米以上的称为内脏型肥胖。BMI 等于体重（千克）除以身高（米）的平方。举个例子，身高 1.6 米，体重 60 千克，BMI 是 60 除以 1.6 的平方，即 23.4。通俗地说，就是男性如果不换皮带就系不上了，或觉得裤腰 90 厘米以下的裤子紧了，就需要注意了。

在日本，BMI 为 25～30 的诊断为肥胖度 1；BMI 为 30～35 的诊断为肥胖度 2；BMI 为 35～40 的诊断为肥胖度 3；BMI 为 40 以上的诊断为肥胖度 4。但是 WHO 每个标准都很宽松，将 BMI 为 25～30 的诊断为肥胖前阶段。在美国，BMI 超过 30 的男女接近 30%，而在日本只有百分之几。

有关糖尿病患者的肥胖，根据日本糖尿病并发症研究结果，日本一般人的平均 BMI 为 22.7，而糖尿病患者的平均 BMI 为 25，可以说并不是那么胖。而英国一般人的平均 BMI 是 24.5，而糖尿病患者的平均 BMI 为 29，肥胖到一定程度才容易得糖尿病。这一差别可能是由于黄种人和欧美人有效利用血糖的遗传基因不同。

代谢综合征是以肥胖为基础，表现为高脂血症、高血压症或高血糖症。如果知道它们都是在代谢综合征这一大框架内出现的症状，你就会明白，基本的饮食和运动疗法应该先行于个别症状的治疗。如果不纠正这一点，就不能控制糖尿病。

对于个别症状的治疗方法，例如甘油三酯高、低密度脂蛋白（LDL）高就给予降脂药，血压高就使用降压药。这样的药物疗法存在很多问题。也就是说，对个别症状进行治疗，必须同时吃三种或四种药。由于每种药都存在副作用，所以若同时吃几种药，副作用就会变得很复杂。最重要的是，如果用药物来暂时改善数值或减轻症状，患者改变自己的生活习惯的动机就会因此而消失。

实际上，通过饮食和运动将所有的数值恢复到正常范围，是处于临界型糖尿病的人预防代谢综合征最理想的方法。

环境对急剧增长的
糖尿病风险的影响

成为世界性问题的胰岛素抵抗为何越来越多？由此造成的糖尿病患者、糖尿病"预备军"的数量持续增加已成为一个严重的社会问题。从最近的遗传基因研究中发现了很多与糖尿病相关的多态性基因。但是，还没有得出明确的结论。

所谓多态性基因，是指DNA的1～2对碱基序列发生了改变，从而使基因决定的蛋白质性质发生了变化，可导致特异性疾病的易发。多态性基因是易患糖尿病的要因，无论过去还是现在都是这样认为的。因此用这个说法对最近提出来的"剧增"进行解释是不充分的。

日本人近几十年饮食生活的急剧变化，也就是肉食、油脂类的大量消费，已经超过了正常代谢能力的限度。日本人在漫长的历史中，直到江户时代结束，基本上不吃肉食。到了明治时代，基本上没有什么变化，主要是以谷物、蔬菜、海藻类、豆类等为中心的饮食。但是近几十年，进入肉食摄取量急剧增加、油脂类大量消费的时代，因此导致身体某种代谢出现异常。另外，汽车社会发展导致的运动不足、精神压力大、过食等也是原因之一。我认为首先有必要重新审视饮食和运动习惯的重要性。

不仅如此，最近发现环境问题也与疾病错综复杂地交织在一起。

二噁英污染
可能也是导致糖尿病的原因之一

　　我从流行病学方面对糖尿病的病因进行了调查。这个调查从 1998 年开始，长达 6 年，是在厚生劳动省的研究班进行二噁英的暴露和对健康影响的研究，发现了惊人的结果。

　　参加我们调查的对象来自日本岩手、秋田及冲绳等 17 个地区，中年男女人数大致相同，大约有 750 人。调查结果显示，体内积存二噁英浓度越高的组，患糖尿病的人越多。

　　我们分为以下 5 个组进行调查，即每千克体重体内的二噁英含量在 2.5 纳克以下；在 2.5 ~ 3.8 纳克；在 3.8 ~ 5.3 纳克；在 5.3 ~ 7.4 纳克；在 7.4 纳克及以上。如果将 2.5 纳克以下的风险设为 1.0 的话，其他 4 组的患病风险分别为 2.2、2.9、5.8、11.4，与暴露量成正比，即二噁英暴露量越大，患病风险越高。

　　为了确认这一点，我们寻找与糖尿病患者的年龄、性别、居住地区相同的正常人作为对照者，用病例对照研究的流行病学方法研究了糖尿病患病风险。这样一来，我们发现正常人、临界型糖尿病患者、糖尿病患者的糖尿病的程度越高，二噁英就越高。

二噁英对人的暴露量单位是用 pg-TEQ/ 脂肪 1g 来表示。二噁英类物质多为异构体，对人的毒性各不相同，因此将毒性标准化后以其总量进行评价。

正常人是 21pg-TEQ/ 脂肪 1g，临界型糖尿病患者是 30pg-TEQ/ 脂肪 1g，糖尿病患者是 33pg-TEQ/ 脂肪 1g。

结论是体内二噁英的堆积，可成为糖尿病的风险因素。二噁英，特别是多氯联苯（PCB）堆积越多的人越容易患糖尿病。

同一时期，美国也发表了同样的结果。在美国的这项研究中，跟踪调查了在越南战争中大量喷洒的枯叶剂对退役军人的影响。越南战争期间，美军在丛林里喷洒了大量的枯叶剂。枯叶剂中含有毒性极高的二噁英 2，3，7，8-TCDD，大约占 10%。这个被认为比河豚毒和沙林的毒性更高。

枯叶剂在机场被装上飞机，然后从上空以地毯式轰炸的方式撒向丛林。具有讽刺意味的是，研究结果表明，每天在机场装载枯叶剂的士兵，或从飞机上将枯叶剂撒向丛林的士兵，很多都曾接触或暴露过于二噁英。

这件事在美国成为很大的社会问题，1992年美国国会通过制定了花10年时间调查退役军人的健康状态并进行跟踪的法案。跟踪调查结果显示，在低浓度暴露者中，接触或暴露过于二噁英的人群患糖尿病的风险更高。

我们和美国的米卡莱克博士于2002年在巴塞罗那召开的国际二噁英学会上同时发表了这一结果。日本的数据是对普通居民血液中的所有异构体进行测量的结果，美国的数据是只对2，3，7，8-TCDD进行测量的结果。

将2.8pg-TEQ/脂肪1g以下组的风险设为1.0的话，5.7pg-TEQ/脂肪1g以上组的风险是2.7；日本暴露水平是平均20pg-TEQ/脂肪1g左右的低暴露，比美国的暴露低。美国的研究没有测量其他异构体和PCB，如果把它们全部测量出来的话，二噁英暴露量与糖尿病风险的关系可能会更清楚。

根据我们的调查，如果体内的PCB残留浓度达到10倍左右，患糖尿病的概率就会提高7%左右。哈佛大学对保存的母乳进行了PCB测试，对PCB与儿童糖尿病发病之间的关系进行了调查研究。结果显示，PCB含量在5纳克/毫升以上组患糖尿病的风险是PCB含量在2.5纳克/毫升以下组的5.1倍。

重新评估
PCB 的危险性

出现上节所述情况的原因还不清楚，不过也有说法称，是因为二噁英直接与胰岛素受体结合，导致胰岛素不能正常工作。PCB 在体内大量积累，溶入细胞膜的 PCB 有可能会阻碍胰岛素受体的各种活动。

20 世纪 70 年代 PCB 污染比现在更严重。也是在这个时候，环境污染成为问题。

由于 PCB 具有优异绝缘体性能，电机行业曾一半以上的厂家都在使用。它曾是最好的绝缘体油。20 世纪 70 年代，因对 PCB 没有限制，大到变电装置和发电装置把它作为变压器油，小到荧光灯的变压器等小零件，都在使用。另外，PCB 也被广泛用于热介质和无碳复写纸。因此，可以认为现在出现的这些现象反映了当时的环境污染问题。

尽管 1972 年 PCB 已被禁止使用，但仍有大量用过的 PCB 流入大自然。

PCB 的恐怖，是在日本的米糠油中毒事件（又称 PCB

中毒事件）中暴露出来的。在制作米糠油时，脱臭过程中使用了 PCB 做导热油。里面混入了二苯并呋喃。因为冷却管有一个小洞，PCB 从那里混入油中。于是，买了这种米糠油的人在吃了以后，患了米糠油症。当时轰动日本的是出生的婴儿脸是黑的，成为"黑娃娃"。另外，患者皮肤上长满了氯痤疮和难以治愈的青春痘，以及出现头痛等症状的也很多，至今仍约有 2000 人为后遗症所困扰。

PCB 对环境污染的危险性被认知后，日本开始禁止使用 PCB，要求必须把 PCB 放在隔离的仓库进行保管，然后将它一点一点地进行燃烧处理。30 年后终于开始建设处理工厂了。全国一共建有 5 个处理工厂。2004 年，在北九州建的处理工厂正式开工。

现在的状况是仍然没有能完善保管 PCB 的场所，所以仍有泄漏的危险。因此不能排除 PCB 泄漏到自然界并通过环境污染被人类吸收的可能性。

我的家族中没有糖尿病患者，所以对于我来说，遗传上胰腺弱说不通。当然，我有吃得太多、运动不足，但我认为也许原因不止这些吧。

也就是说，治疗一种疾病，在现代有可能与各种各样的环境物质有关。关于环境和人类的关系，我认为需要研究的应该比预想的要多得多。

以许多人为对象进行调查的结果显示，糖尿病与二噁英，尤其与 PCB 明显有关。同时如癌症，或花粉症、过敏性皮炎等过敏症状，或高血压症及痴呆等，也被认为有可能与环境污染有关，今后有必要做进一步研究。糖尿病是一种全身性疾病，所以与代谢异常症候群也一定有相关性。

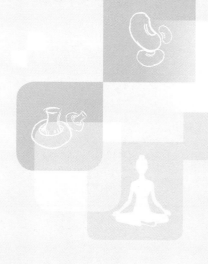

第七章

糖尿病药物的作用及副作用

降糖药的
作用和副作用

　　医院治疗糖尿病时使用的药物有什么作用和副作用呢？一般被诊断为高血糖症的时候，医生首先会开有降糖作用的糖类吸收抑制剂或者磺脲类降糖药。

　　抑制从肠道吸收糖类的药物被称为"α-糖苷酶抑制剂"。进食后，淀粉就会被分解成单糖，被大肠吸收。这种单糖的分解与一种叫作α-糖苷酶的酶有关，α-糖苷酶能切断糖的长链，使其变成短链单糖，易于吸收。α-糖苷酶抑制剂通过阻碍小肠黏膜的α-糖苷酶的作用，抑制葡萄糖的吸收，降低饭后血糖。

　　常用的α-糖苷酶抑制剂主要是阿卡波糖（商品名拜糖平）、伏格列波糖（商品名倍欣）。一般的用量几乎不会被体内吸收，在肠道作用后，作为粪便排泄。但是，由于酶的作用是人体生命活动的基础，所以人们担心抑制它而产生副作用。

　　未被完全分解的低聚糖是肠道很多细菌的食物，人体会出现腹胀、肚子"咕噜""咕噜"叫的轻微症状，有时也会出现放屁、腹泻、便秘等症状。

α-糖苷酶抑制剂的副作用是多种药物同时服用造成的低血糖症状；做过开腹手术的高龄者有引起肠梗阻的风险，需要注意；另外，阿卡波糖有造成肝脏功能损害的风险；如果有肝硬化，也有导致伴随意识障碍出现的高氨血症的风险。

"鞭打"虚弱胰腺的 磺脲类降糖药

　　另一种常见的降糖药是磺脲类降糖药。在高血糖症初期,磺脲类降糖药是与α-糖苷酶抑制剂合用比较多的药物。

　　磺脲类降糖药被称为"SU剂""磺酰尿素剂"等。磺脲类降糖药是使用最早、应用最广的口服降糖药,主要通过刺激胰岛分泌胰岛素,增加体内胰岛素水平,降低血糖。磺脲类降糖药中,常用的有"格列齐特"(Gliclazide)、"格列苯脲"(Glibenclamide)、"甲苯磺丁脲"(Tolbutamide)等。这些药物只有在人体还具有胰岛素分泌功能的情况下才有效。

　　但是仔细想想都知道,患高血糖症是因为胰腺疲劳导致胰岛素分泌能力下降。也就是说,磺脲类降糖药会"鞭打"已经虚弱的胰腺,使之高速分泌胰岛素。因此,其效果会逐渐减低。这种情况被称为"二次无效",会导致胰岛β细胞处于疲劳状态。

这是让很多糖尿病患者误解的一点。降低血糖的药物并不能恢复胰腺的功能。没有药物能起到这样的作用。

磺脲类降糖药只会起到相反的作用。持续使用磺脲类降糖药的话，几年后胰腺的功能几乎会完全丧失，很多人会改为注射胰岛素。也就是说，让虚弱的胰腺高速的工作，就像让一辆破旧的车勉强每天高速旋转使用一样，最终会弄坏。

关于磺脲类降糖药的副作用，据报告有胰岛素分解酶活性、胰岛素受体结合、葡萄糖的分泌等被抑制。更严重的副作用有低血糖、粒细胞缺乏症、贫血和白细胞减少症，肝脏障碍和尿素氮、肌酸酐上升。

需要注意的是，消炎药、抗生素、三环类抗抑郁药等药物都能增强磺脲类降糖药的作用。因此，在意想不到的时候会出现低血糖状态。

最近，速效性胰岛素分泌促进剂问世了，不过，它还是会给胰腺增加不合理的负担，强迫胰岛素的分泌。长期影响目前尚不明确。

损害肝脏功能的
双胍类降糖药

　　还有一种常用的降糖药是抑制肝脏释放葡萄糖，被称为双胍类降糖药，药品名称是"盐酸二甲双胍"。它与胰腺的功能无关，具有抑制肝脏的糖异生、刺激糖酵解作用，可抑制肠道对葡萄糖的吸收。

　　另外，双胍类降糖药具有促进肌肉、脂肪中葡萄糖的吸收等多种作用。虽然其作用机制尚不明确，但最近发现它能激活 AMP 激酶。这就相当于通过药物来获得运动的效果。

　　双胍类降糖药的严重副作用有血液中的乳酸升高导致乳酸酸中毒、肠胃不适、肌肉酸痛、过度呼吸综合征等。另外，肝脏功能异常会导致酮症和全身倦怠感，长期服用会造成维生素 B12 吸收不良。

　　2009 年，美国得克萨斯大学 MD 安德森癌症中心的研究小组报告称双胍类降糖药可以降低糖尿病患者患胰腺癌的风险。由此双胍类降糖药的防癌和抗癌作用受到了人们的关注。后来，研究表明，除了胰腺癌，双胍类降糖药还对肺癌、大肠癌、乳腺癌等多种癌症的预防和治疗有效。最近，美国得克萨斯大学 MD 安德森癌症中心研究表明，双胍类降糖药有抑制癌细胞增殖与阻碍线粒体对葡萄糖和谷氨酰胺的利用的作用，以及与阻碍柠檬酸依赖性脂肪酸的合成有关。

改善胰岛素抵抗的
噻唑烷二酮类药物

　　这类药物是针对胰岛素抵抗的增加而开发的，被认为可提高胰岛素受体的敏感性，单独给药时发生低血糖的风险小。其主要的副作用是容易使水分储存于体内，让人产生浮肿，所以有心力衰竭史的人不适合使用。另外，因为容易增加体重，所以有必要实行饮食和运动疗法。

　　反映胰岛素抵抗程度的指标是空腹血糖和空腹胰岛素之积除以 22.5 得出的胰岛素抵抗指数。这个数值越高，抵抗性改善药的适应性就越强。

　　改善胰岛素抵抗的噻唑烷二酮类药物有"盐酸吡格列酮"。它不具有促进胰腺分泌胰岛素的作用。动物实验结果显示，它可促进肝细胞对糖类的摄取，从而抑制肝脏的葡萄糖生成，促进葡萄糖合成糖原。在肌肉中，该药物通过促进糖类进入肌肉，促进厌氧性、好氧性糖代谢，从而改善胰岛素受体功能。

　　研究发现，盐酸吡格列酮通过与核内受体 PPARγ 结合，激活多种基因，从而改善胰岛素抵抗。该药物可在脂肪细胞的分化过程中诱导产生引起胰岛素抵抗的有害物质。其可导致肥大化脂肪细胞的凋亡（自动死亡），从而促使脂肪细胞死亡。

　　但是，对于盐酸吡格列酮引起的重度肝炎，如果在早期不进行适当的处理，有可能导致死亡。一旦发现黄疸，必须立即停止用药，并进行肝炎的治疗。此外，盐酸吡格列酮还容易引起水肿和体重增加，所以必须严格配合饮食疗法。

肠促胰岛素相关药物：GLP-1 受体激动剂、二肽基肽酶 -4（DPP-4）抑制剂

肠促胰岛素是一种随着血糖上升而促进胰岛素分泌的激素。肠促胰岛素分为 GLP-1 和 GIP 两种。新开发的降糖药 GLP-1 受体激动剂，模仿体内的 GLP-1 的作用，促进胰岛素的分泌，并且不容易被 DPP-4 降解，通用名是利拉鲁肽（Liraglutide），常用的商品名是诺和力（Victoza）。我几年前开始使用药物时就是用的这个药。皮下注射，每天一次。

GLP-1 与 DPP-4 抑制剂结合后，2～3 分钟就会被分解，具有不稳定的缺点。而 GLP-1 受体激动剂可以弥补这种缺点，可以延长促进胰岛素分泌的时间。

GLP-1 受体激动剂不仅具有降低血糖的作用，还具有减轻体重、维持和延长胰腺分泌胰岛素时间的作用。

2010 年开始进行的 LEADER 试验中，来自 32 个国家的 9340 例 2 型糖尿病患者服用了 GLP-1 受体激动剂或安慰剂。经过 3 年半到 5 年的持续观察，发现使用 GLP-1 受

体激动剂后，心血管病风险显著降低 22%，预防并发症的效果也令人期待。

不过，当 GLP-1 受体激动剂上市的时候，关于它与胰腺炎、胰腺癌关系的负面信息成为热门话题，至今还没有得出结论。

DPP-4 抑制剂是为了解决前文所述的肠促胰岛素 GLP-1 与 DPP-4 结合后在几分钟内就被分解的问题而研制的。DPP-4 抑制剂通过与 DPP-4 结合，可以防止 GLP-1 的分解，使胰岛素的分泌作用更持久。这个药是片剂，可以口服。

单独使用 DPP-4 抑制剂时，发生低血糖的风险较小，但与磺脲类降糖药一起使用时，有低血糖引起意识障碍的病例报告，因此需要注意。特别是老年人和肾功能低下的人，更要注意。

SGLT2 抑制剂

最近，SGLT2 抑制剂开始普及。以往的药物都是通过肌肉和肝脏吸收血液中的葡萄糖来降低血糖，但 SGLT2 抑制剂是通过积极地将糖类排到尿液中来降低血糖的。尿液中出现糖类是发现糖尿病的一个标准，给人一种不好的印象。但 SGLT2 抑制剂可以抑制肾脏对葡萄糖的重吸收，使过量的葡萄糖从尿液中排出，降低血糖。可以说，它是一种逆向思维的药物。

SGLT 是存在于人体内各个部位的一种蛋白质，负责将葡萄糖和钠吸收到细胞内。其中只有 SGLT2 局限存在于肾脏的近位肾小管中。近位肾小管从血液中摄取人体必要的物质进入体内，不需要的物质通过尿液排出。SGLT2 在这个时候发挥着摄取必要的葡萄糖进入体内的作用。对于健康的人来说，这种功能是正常的，所以糖类不会通过尿液排出。但如果血液中葡萄糖过多，SGLT2 的功能相对不足，糖类就会通过尿液排出。

SGLT2 抑制剂就是通过抑制 SGLT2 的作用，促使葡萄糖随尿液排出。结果，血液中的葡萄糖含量减少，血糖得到改善。由于它与胰岛素具有不同的降低血糖的作用机制，所以单独使用，低血糖的风险较低。

另外，在对 42 个国家约 7000 名患有心血管疾病的 2 型糖尿病患者进行的 EMPA-REG OUTCOM 试验中，也有报告显示 SGLT2 抑制剂具有保护心肌的作用。

但是，SGLT2 抑制剂被使用的时间还很短，通过药物使血液中的葡萄糖通过尿液排出的副作用，目前还不清楚。

例如，高血糖时血糖超过 11.1mmol/L，即使坚持低糖饮食，清晨空腹血糖还降不下来的患者，使用 SGLT2 抑制剂后，空腹血糖有可能达到 6.1mmol/L 以下。但是，在这方面目前几乎没有进行过探讨。另外，SGLT2 抑制剂会阻碍输尿管细胞对葡萄糖的再吸收，使葡萄糖通过尿液排至体外，所以本来通过再吸收储存在体内的糖原可能会不足。从代谢整体的平衡来看，长期使用 SGLT2 抑制剂会出现什么样的问题，我认为有必要关注。

美国哈佛大学医学院附属布列根和妇女医院米卡埃尔·格拉里克的团队利用民间保险公司的数据库，对使用 SGLT2 抑制剂的约 50000 名 2 型糖尿病患者，和使用二甲双胍后使用 DPP-4 抑制剂的 90000 余人进行了回顾性调查研究。结果发现，使用 SGLT2 抑制剂的患者患糖尿病酮症酸中毒的风险约为后者的 2 倍。另外，尿路感染频发。虽然不常见，但坏疽导致的截肢和骨折有所增加。

所以，有医生说"新药要等十年才能使用"，再先进的药也需要小心。

糖尿病药物
导致可怕的低血糖

　　糖尿病药物有很多副作用，其中也有很多引起严重副作用的例子，特别是最近，频繁出现用药等引起的医疗诉讼，所以绝对不能随便吃药。接受药物治疗的糖尿病患者是否充分认识到这一点，是今后研究的一个课题。

　　最基本的糖尿病药物的问题在于，以抑制高血糖为目的，却很容易引起低血糖。一般认为高血糖时即使达到44.4mmol/L 左右也不一定会导致昏迷，但低血糖时如果低于 2.8mmol/L，就会引起低血糖性昏迷，很危险。因此用药时，在控制高血糖的同时，也要时刻注意预防低血糖的发生。

　　在使用药物的时候，很多情况下都是几种药物组合使用。即使一开始只用一种药物，但一旦那种药物失去效果，就会开下一种药物。几种药物同时使用的情况很常见。

　　对每个人来说，都会有对自己有效的药物和无效的药物，通过各种尝试，才能找到适合自己的降低血糖的药物。但是，用药物降低血糖是为了什么呢？

当然，降低血糖是为了降低并发症的风险。但是，药物没有恢复胰腺功能的作用，即使暂时把血糖控制得很低，也一定会再次出现更严重的胰腺功能障碍引起的高血糖问题。

也就是说，刺激胰腺工作的磺脲类降糖药，会导致胰腺进一步劳累，甚至会将本就功能受损的胰腺弄坏。就像一辆破车，如果认真地骑，这个破车还可以骑，但如果短时间内以高速粗暴地骑，它很快就会报废。胰腺也是这样。最后，就只能依赖胰岛素注射了。其他药物也有很多副作用。虽然磺脲类降糖药、α-糖苷酶抑制剂、二甲双胍等和胰岛素的联合使用被医保认可，但是其实际的有效性还没有得到流行病学的证明。

空腹血糖超过13.9mmol/L或随机血糖超过19.4mmol/L的2型糖尿病患者，有严重的肾损伤或肝损伤时，需要进行胰岛素治疗。但是，有增殖性视网膜病变时，快速控制血糖会导致视网膜出血，所以必须缓慢地降低糖化血红蛋白。

胰岛素

糖尿病是胰岛素不足引起的疾病，要想治疗糖尿病，使用胰岛素是很合理的。但是，糖尿病是全身代谢性疾病，胰岛素也与各种代谢有关，如果只以改善血糖为目标进行治疗，就会出现问题。

过去，有一个 ACCORD 试验，为了使血糖恢复正常进行了严格治疗的小组中，总死亡率明显升高，原本计划实施 5 年，但在 3 年半时紧急终止了。

对于药物治疗，无论使用什么药物，都有副作用。因此，糖尿病治疗的基本就是这本书的主题——"不用药物治疗"，基本用饮食和运动疗法。只要方法得当，效果一定会显现出来。

但是，如果已经做了仍然持续处于高血糖状态，担心出现并发症，我认为使用胰岛素进行控制是最合理、副作用也最小的方法。

注射胰岛素需要预测血糖的上升程度，所以比较麻烦。胰岛素结构有所不同，分为速效型、中间型和持续型。如果量太多，就有低血糖的风险。超速效胰岛素虽然能抑制饭后血糖的上升，但对代表长期平均血糖的糖化血红蛋白不一定有效。持续型胰岛素是通过胰岛素与脂肪酸结合，使皮下吸收变慢，长时间释放一定量的胰岛素，具有全面降低血糖的效果。但是，这就像人工制造高胰岛素血症一样。

尽管如此，随着胰岛素制剂和注射工具的改良，自我血糖测试仪的普及，胰岛素疗法所处的环境也在不断改善。话虽如此，但胰岛素的作用因方法和种类的不同而不同，所以需要与专业医生商量后熟悉掌握。

药物不能阻止
糖尿病的发展

　　为了健康长寿，我提倡以统合医疗"食、心、体"为主的正四面体生活样式。有高血糖症和糖尿病的人，改善整个生活习惯，对预防并发症是非常重要的。

　　在使用药物之前，请先考虑一下是否可以不使用药物，通过饮食和运动疗法来改善。

　　糖尿病的治疗一般首先使用降糖药，如果有并发症的症状，也会使用高脂血症药和降压药。如果有麻木等神经症状，可以配合使用像依帕司他片这样的特异性抑制醛糖还原酶的药物。

　　这类药物通过抑制神经细胞内山梨糖醇的积累，改善糖尿病性末梢神经障碍的自觉症状、运动神经传导低下等神经功能异常，但会有血小板减少、肝肾功能障碍、贫血等副作用。

　　看过很多糖尿病患者的病历，就可以清楚地了解到药物无法阻止糖尿病的发展。虽然血糖会暂时下降两三年，但胰腺确实会变得更虚弱。

有很多人认为通过药物使血糖下降了，高血糖症或糖尿病就好了，于是就中断饮食和运动疗法，或者不去重视它了。有这么大的风险，有必要仅靠药物暂时降低血糖吗？

我有 20 多年没有吃过药，所以对药物的副作用并没有实际的经验，但是在吃药的过程中，会遇到很多麻烦，比如低血糖等问题，也有危及生命的副作用。如果服药后血糖低于 2.8mmol/L，就会感到严重的寒战，继而出现颤抖等症状，继而出现低血糖性昏迷。糖尿病的控制在于防止并发症。防止并发症的临床试验在世界上有很多。英国的一项研究结果表明，将血压控制在正常范围内，可以达到超过降低血糖的效果。也就是说，只要血压维持在较低的状态，就不会出现并发症。我被诊断为糖尿病时，收缩压超过 150mmHg，属于高血压。现在收缩压在 120mmHg 以下，舒张压也在 70mmHg 左右。因此，被告知患有糖尿病，要一辈子与糖尿病打交道的人，请一定要先尝试饮食和运动疗法。日本厚生劳动省的《糖尿病治疗指南》中也规定："首先，在充分的饮食和运动的指导下，仍然没有得到改善的情况下，才开药治疗。"

自从《读卖新闻》刊登我的连载后，常常会有不少人来咨询有关糖尿病治疗事宜。我会问他们，"医生对你进行饮食和运动的指导了吗？"不少人回答未接受过指导医生就给开药了。

仔细想想，现在日本全国虽然有约 30 万名医生，但糖尿病专科医生只有 4700 名左右，所以大部分患者接受的都是非糖尿病专科医生的治疗。因此，我认为在没有充分的知识和适当指导的情况下，服用药物的患者为数不少。

一病消灾的
　　东方医学观

　　我认为什么都要用药物治疗是西方医学观。它是站在善恶二元论的立场上，认为任何疾病都是恶的，要用药物将其彻底消灭，百分之百地治愈。实际上，对消灭细菌感染等病症是有效果的。此外，胰岛素的发现甚至可以挽救那些束手无策的患者的生命。但是，抗生素和耐药细菌的出现是一场博弈。

　　我们一直相信西方医学的力量，但对于糖尿病、高血压等由生活习惯引起的疾病，用西方医学观是很难解决的。

　　关于慢性疾病，一些东方人有"一病消灾"的想法。我在被诊断为糖尿病之前，消极地认为"一病消灾"就是带着疾病生存。但与高血糖共存的生活经历改变了我的想法，我认为与疾病共存，能让我正视疾病，更积极地去改善生活习惯，深感其具有积极的意义。

　　在控制血糖的生活中，原来不正常的高血压、高血脂逐渐得到改善，全身乏倦、容易疲劳、肩周炎、心情不畅等也可能都消失不见。

也就是说，"一病消灾"不仅有带病生存的负面影响，也有带病者更加关注自己的疾病，为了健康努力改善生活习惯，更积极健康生活的正面影响。

被查出高血糖，可视为获得更深入理解"一病消灾"这一东方智慧的机会。因此，发现高血糖对我来说也许是件好事。

这种东方的智慧，正是应对糖尿病的关键。仔细想想，以前也有代谢综合征这种现象吧。当身体某个部位出现疾病时，虽然只是身体的一部分出现了症状，但随后更多的是整个身体因为某种原因而出现了疾病。古人也深知这一点，治疗一种疾病，也能治疗自己的整个身体，很多人反而"一病消灾"，延年益寿，所以才有了这句话。高血糖、高血压、高血脂、肥胖被称为代谢综合征的死亡四重奏式症状，一次性解决的智慧就是"一病消灾"的智慧。

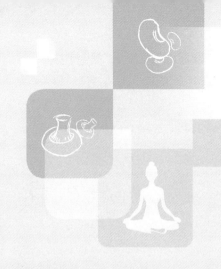

第八章

治疗方案的选择

治疗方案的选择

　　持续高血糖，视网膜病变、肾脏疾病、心肌梗死等并发症风险就会有增加的可能性。所以如果在体检中发现高血糖，就需要尽快认真对待。

　　糖尿病专家制定的治疗指南中，首先推荐通过饮食和运动来降低体重和血糖。但是，对于食欲大的人来说，这是一件非常痛苦的事情。一般来说，血糖降到正常范围起码需要一个月，摆脱肥胖起码需要一年以上的时间。短时间急速减肥容易反弹，所以减肥也需要花时间。而且，在不运动的情况下，通过减食来减肥的话，脂肪和肌肉也会随之流失。

　　为了预防并发症，尽早让血糖恢复正常，有的医生会立即开糖尿病治疗药物。也有的医生主张在高血糖状态达到一定程度时，使用胰岛素来解决高血糖问题，认为通过降低血糖，可以让勉强工作而疲劳的胰腺得到休息，短期使用胰岛素，胰腺的功能可能会恢复正常。

但是，通过药物急剧降低血糖也有问题，如果血糖骤然下降，就容易发生视网膜剥离和视网膜病变。对患者来说，根据症状需要转内科、眼科等各种科室也是一种负担。

2013 年 8 月，日本糖尿病学会认定的糖尿病专科医生共有 4760 名，而糖尿病患者有 740 万人之多，平均每名专科医生有 1555 名患者。实习指导医生只有 989 名，所以能遇到好医生的机会非常少。为此，日本糖尿病疗养指导师认证机构于 2000 年成立，建立了日本糖尿病疗养指导师资格制度。现在，约有 20000 人被认定为糖尿病疗养指导师。其中护士 8978 名，营养师 4711 名，药剂师 2969 名，临床检查技师 1571 名，理疗师 1170 名，这些人被公认为临床生活指导专家。在饮食和运动疗法方面，这些人也会给予帮助。

多数患者走过的路

　　患者被诊断为糖尿病的时候，什么样的治疗方法是最好的呢？往往命运取决于最初接触的医生。虽然每个人都应有适合自己的治疗计划，但很多情况下，都是按照治疗指南给予统一的药物治疗。

　　在体检中发现高血糖症后，都会经历怎样的过程呢？从病历来看吧，一般情况下，一旦发现血糖高于标准值，就会被建议就诊。于是再次接受详细的血液检查，大约一周后再去看检查结果时就会被指出糖化血红蛋白、胆固醇和中性脂肪、血压等偏高。随后，会有一套治疗方案的说明，根据症状开降糖药、降脂药、降压药等。于是，接受治疗的患者就开始服用各种药物。

　　体重超过了标准体重 10 千克以上的，会被要求通过运动来减少体重，但是不清楚该怎么做，工作忙的人认为拿了药就好了，然后很多人会什么都不做。

　　然后每隔一个月复诊一次，医生可能说"药不太见效"，于是又增加了药量。血糖接近 6.1mmol/L，体重有所减轻的话，有可能会得到医生的夸奖。

但是，一切都交给医生，会不知不觉重复着同样的事情。如果没有迫在眉睫的并发症，就会因为"没有"症状而不去医院。也许有人会说，花一天时间去医院进行 3 分钟诊疗，太麻烦了，就先拿点药，或者市面上买点保健品。

进行这样半途而废的治疗，过几年血压就会升高，眼睛也会出现症状。视网膜病变的发病率从第 10 年左右开始增加，就是这种状态的反映。

这不是一个好方法。虽然药物降低了表观血糖，但并发症在幕后缓慢发展。在当前的医疗保健中，您可以通过两种检查对糖尿病进行明确的诊断，并且可以开出降糖药。也就是说，药物治疗是主要的治疗方法，但这样做真的是对的吗？这还存在着很大的疑问。

血糖容易
升高的日本人

　　空腹血糖 ≥ 7.0mmol/L 就被诊断为糖尿病，这是模仿美国糖尿病学会的诊断标准，但对于日本人来说，这一数值是否合理还存疑。因为包括我们日本人在内的蒙古人种，与欧美人相比，具有容易使血糖上升的基因。

　　有一项调查美国原住民的研究发现，皮马族这个原住民人群中原本一个糖尿病患者都没有，后来有人被征召入伍，在军队里长期吃汉堡等改变了饮食生活方式后，患糖尿病的人急剧增加。然而，同样是皮马族，移居墨西哥后没有参军的人群中，依然没有出现糖尿病。

　　通过对皮马族基因进行调查的研究，发现蒙古人种与欧美人相比，在遗传上血糖更容易升高。研究人员将相关基因作为不良的肥胖基因，命名为OB基因。要我说的话，我觉得应该正好相反。

　　也就是说，血糖容易上升，说明身体的结构能够有效利用吃下的食物。蒙古人种在数万年前越过白令海峡，经过长途旅行来到美洲大陆，分散在世界各地。在这段时间里，人们有很长一段饥饿史，为了能够有效地利用少量的食物，体内形成了血糖容易上升的机制。

因此，即使血糖处于高血糖状态，蒙古人种是否也会像欧美人一样，立即出现并发症，还是个疑问。

不应该单纯追随美国糖尿病学会，将血糖 $\geq 7.0mmol/L$ 作为糖尿病的诊断标准。而是对于日本人来说，高血糖危险阈值应该是多少，今后需要进行详细而长期的调查。只有这样的调查，才能真正了解并发症的风险。

我在日本国立癌症研究中心工作的时候，厚生劳动省发起了一项多目的人群研究，共有 14 万人参加，至今仍在进行追踪调查。

最初的目标是预防癌症和循环系统疾病，但是后任的津金昌一郎成为主任研究员后，受厚生劳动省的委托，糖尿病也成为研究对象，现在由前国立国际医疗研究中心的临床检查部长野田光彦负责。已经追踪了 25 年以上，不久就应该明确高血糖状态和并发症风险之间的关系了。

只是高血糖的
应该诊断为高血糖症

如果被告知血糖高，应该怎么做才最好呢？这要取决于被发现时的状况。

首先，空腹血糖为 6.1 ～ 7.0mmol/L，被称为"糖尿病"预备军""的人，只要改善饮食和生活习惯，应该就能恢复正常。尽早改变生活习惯，注意饮食和运动，努力减肥的话，不太费力就能让血糖回到正常范围。

美国进行的一项大规模糖尿病预防研究中，将 3000 名糖耐量异常的人分为三组：改善生活方式组；服用对胰岛素抵抗有效的二甲双胍组；服用安慰剂组，对追踪 3 年的结果进行比较。结果显示，糖尿病年发病率方面，服用安慰剂组为 11.0%，服用二甲双胍组为 7.8%，而改善生活方式组仅为 4.8%。

在日本，由葛谷英嗣主任研究员牵头进行的"日本糖尿病预防研究项目"，以糖耐量异常者为对象进行研究。通过维持适当体重和养成运动习惯这一简单的干预措施，2

年后的追踪调研结果显示，糖耐量异常者的糖尿病发病率为 3.5%，约为对照组的 1/3（对照组的发病率为 9.4%）。

也就是说，被称为"糖尿病"预备军""的人，并不是常年处于高血糖状态，因此可以推测胰腺的功能没有受到太大的损害。尽早重新审视生活习惯是很重要的。当然，戒烟、适量饮酒也很重要。

但是，如果改变了生活习惯，下次检查时血糖恢复正常，就认为已经痊愈而松懈下来，恢复原来的生活习惯，就很危险。把"一病消灾"当作黄牌警告，调整饮食习惯、坚持运动非常有必要。

不需要
药物治疗的 2 型糖尿病

血糖 ≥ 7.0mmol/L 的人，只要没有并发症，还是可以比较简单地恢复正常的。那么，只靠饮食和运动能做到什么程度呢？

问题是那些在相当高的血糖状态下被发现的人。如果发现饭后 2 小时血糖是 11.1 ~ 16.7mmol/L，医生一般会宣告"完全的糖尿病"，然后，建议马上用药物控制血糖。

另外，如果发现血糖在 16.7mmol/L 左右，现在的话，医生会立即建议住院，最初会进行一周左右的胰岛素治疗，将血糖降至正常值后，再讨论后续的治疗方法。我在被确诊为糖尿病的时候，血糖接近 16.7mmol/L，要是现在的话需要马上住院了。

一旦是在被称为"完全的糖尿病"的"高血糖症"阶段被发现，就应该有和这个疾病打一辈子交道的思想准备。身体将无法恢复到原来的健康状态，是无法治愈的。

为什么这样说呢？问题在于被发现的时期。像我这样在血糖接近 16.7mmol/L 的情况下被发现患有"完全的糖尿病"的，其实在那之前的很长一段时间里，已经一直处于高血糖症状态了。

大概持续了三四年吧。即使自己没有感到自觉症状，但肩膀酸痛、走路后小腿酸痛、口渴、难以痊愈的脚气等都是高血糖症的症状。

我被发现患有糖尿病的时候，糖化血红蛋白高达12.8%，这个数值相当于 16.7 ～ 22.2mmol/L 的血糖。

空腹血糖为 8.3mmol/L，相应糖化血红蛋白为 7% 左右；空腹血糖为 11.1mmol/L，相应糖化血红蛋白为 8% 左右，空腹血糖为 16.7mmol/L，相应糖化血红蛋白为 9% 左右；空腹血糖为 22.2mmol/L，相应糖化血红蛋白为 11% 左右。

因此，糖化血红蛋白超过 12% 的，说明在此之前高血糖症、高胰岛素血症的状态已经持续了很长时间。高血糖症、高胰岛素血症状态持续三四年的话，最终将导致胰岛β细胞凋亡。有报告称，空腹血糖达到 6.1mmol/L 以上时，胰岛β细胞已经变成了1/3。

组织病理学显示，胰腺就像烧焦似的，呈玻璃化状态。也就是说，如果长期处于高血糖症、高胰岛素血症状态，在被诊断为糖尿病的时候，胰腺已经受损很厉害，破烂不堪了。

　　胰腺已经不可能恢复到原来的样子了，剩下的就像是如何保养"破车"让其继续行驶了。在注意保养的情况下，也许还能跑三十万公里，相反，如果继续野蛮地跑下去，车就很可能马上坏掉。

通过饮食和
运动控制血糖

　　血糖超过 11.1mmol/L 被发现的糖尿病患者的胰腺就是上节所述状态。那么，在生活中保养胰腺又意味着什么呢？

　　首先，胰腺已经变成了一辆破车，受损很厉害，所以要明白不能让它分泌过多的胰岛素。而且，保持与之相适应的少食多餐的生活方式，也有利于保护胰腺。在饮食篇中已经详细介绍过了，要避免油脂类食物，坚持限制热量摄取。最近有"限制糖类为好"的说法，也有人不吃主食。

　　通过运动代替胰岛素来降低血糖，也能减轻胰腺的负担。相反，磺脲类药物等降糖药会"鞭打"疲劳的胰腺。虽然其可以在一段时间内使胰腺高速工作，但很快就会完全损坏。

　　因此，即使发现血糖超过 11.1mmol/L，饮食和运动疗法也是最好的。

　　只要视网膜病变和肾脏疾病没有发展，轻微的有氧运动是有效的。按照自己的情况，从不勉强自己的程度开始就可以了。通过饮食和运动，切实地感受血糖的变动是有效治疗的开始。

但是，如果发现血糖非常高，那么发生并发症的风险就会很高，因此，有必要非常认真地严格控制血糖。要做到这一点，就要用自我血糖测试仪和持续血糖测试仪（CGM）等设备，详细地检查自己的血糖，并且把糖化血红蛋白降低到 6.0% ～ 6.9%，并保持这个数值。即使不着急用药，一些并发症也会随之消失。

买个简易血压计时不时测量一下血压也是必要的，保持收缩压在 130mmHg 以下是最理想的。这也可以通过饮食和运动来达成。

自己的健康自己保驾

今后将是一个自己的健康必须由自己来"保驾护航"的时代。我认为，把希望寄托在医生身上，完全信任医疗的时代已经结束了。医生在制定诊疗方案时，也会通过循证医学取得知情同意。

也就是说，患者需要根据自己的责任来选择治疗方式。医院治不好的病也有很多。对于自己的健康，必须自己加以重视。

糖尿病虽然也有遗传和环境的影响，但基本上是由于长期暴饮暴食和运动不足引起肥胖，最终超过一定的水准后，导致过度疲劳状态下的胰腺功能衰退，最终无法恢复的疾病。得病后，接下来要做的，最重要的是在生活中好好照顾自己的胰腺。

但糟糕的是，有不少人不改变生活习惯，依旧过着暴饮暴食、运动不足、不规律的生活，想吃什么就吃什么，觉得吃了药就安心。实际上没有能恢复胰腺功能的药物。

如果一直过着这样的生活，就会出现严重的并发症，最终后悔不已。

得了严重的糖尿病后，光靠饮食和运动是不够的，还需要注射胰岛素。但是，要是在我那种状态下发现高血糖，即使血糖相当高，也还是可以通过饮食和运动控制的。

选择照顾胰腺的生活方式，不需要担心药物的副作用，高血压症、高脂血症、肥胖等代谢综合征的各种症状也会得到改善。

考虑到这一点，如果发现血糖偏高，尽早改善生活习惯是最恰当的。

与其对是否服药犹豫不决，还不如通过饮食和运动来减轻体重，减少多余的脂肪细胞。在第六章中也提到过，作为代谢综合征的糖尿病，与内脏型肥胖有关。

通过饮食和运动消除肥胖的话，大部分的胰岛素抵抗都会得到改善。消除肥胖后，脂肪细胞会减少坏的脂肪细胞因子的分泌，增加好的脂肪细胞因子的分泌。坏的脂肪细胞因子会增加胰岛素抵抗，好的脂肪细胞因子有促进胰岛素抵抗恢复正常的作用。

现在，患有糖尿病正在用药的人应该怎么做呢？我最近遇到一个人，他的血糖已经在正常范围内了，但他还是习惯性地每隔一个月拿一次药继续吃。由于低血糖，精神也不好了，我建议他去找医生商量是否可停药看看情况。

　　能否保持糖尿病患者的高生活质量，取决于患者自身。也许有的人不幸被禁止运动。即便如此，我认为在那个阶段停下来，也可以抱着积极的心情生活。

营养补充剂

营养补充剂原本是指在某种营养素不足的情况下，作为补充给予的营养素。在医疗中，脚气病，补充维生素 B1；夜盲症，补充维生素 A；骨质疏松症，补充钙；贫血，补充铁等。然而，已经证明植物性食物如蔬菜、水果对健康和长寿有益。其中未被分类为所谓营养素的成分（功能性食品因子、植物性化学物质）也被作为营养品进行开发。作为营养品出现的所谓的健康食品数量很多，但是几乎都无法证明其对人体的有效性。

在美国销售量增长较快的营养品是减肥相关营养品和以增强体力、提高运动能力为目的的运动相关营养品。常年畅销的为大蒜、人参、银杏叶等，还有患有膝关节病变的人长期使用的葡萄糖胺软骨素。维生素 A、维生素 C、维生素 E、硒、辅酶 Q10、DHA 鱼油、褪黑激素及促进生长激素分泌的抗衰老营养品等也都非常受欢迎。

到 2017 年 6 月末，日本厚生劳动省认定的特定保健用食品约 1000 种，大部分是有改善肠道功能和降血压、抑制血糖上升、预防蛀牙等作用。其对应了"健康日本 21"疾病预防的国策，现已在市场上畅销流行。

欧盟的欧洲功能性食品研究项目（FUFOSE）于 1996 年由欧洲 10 个国家的产、官、学研究机构参与，参考日本的特定保健用食品制度，提出了关于食品的健康声称（功能标签，Health Claims）的二类建议：①强化功能的健康声称（对身体的正常功能和生理活性产生特定的效果）；②降低疾病风险的健康声称（改变一种疾病或健康相关状况的主要风险因素的功能）。以上建议对后来的国际食品标准委员会（CODEX）中食品的健康声称的定义产生了很大的影响。

2005 年根据食品声称科学证据评估程序（PASSCLAIM）公布了以下七条共识：①与饮食相关的心血管疾病，②骨健康和骨质疏松症，③运动能力和健身，④胰岛素敏感性和糖尿病风险，⑤与饮食相关的癌症，⑥心理状态和功能相关，⑦肠道健康和免疫相关。

在日本，在升糖指数低的食品上标记"适用于在意血糖的人"。其实我们也希望将来能在具有抗氧化能力等的食品上做类似"具有减少糖化产物 AGE 的作用"的标记。

低蛋白饮食

　　糖尿病的并发症之一——肾功能衰竭是一种可怕的疾病。肾功能衰竭是由于肾脏过滤血液的肾小球中糖化蛋白堆积，使过滤血液的网眼破裂，肾小球的血流量下降而发病。正常情况下，一分钟流100毫升左右的血液量，如果低于10毫升，就会被诊断为肾功能不全，需要进行肾脏移植或透析。在日本，肾脏移植比国外少得多。宇和岛市民医院的万波诚医生研究出了将因肾癌等而被切除的肾脏再利用的方法，但由于多种原因，未能得到推广。每年有20000多个肾脏被切除，不能进行再利用，真是太可惜了。

　　低蛋白饮食是阻止肾脏疾病发展的有效方法，但是一些临床医生并没有正确理解。相关指南中也指出，如果有尿蛋白，就应该选择低蛋白饮食。低蛋白饮食的标准是每千克体重0.8克蛋白质。这个值是按照食物摄取的标准值确定的。相关指南指出，只要摄取这个量，97%～98%国民就不会出现蛋白质摄取不足。蛋白质平均摄取量是每千

克体重 0.6～0.7 克，因此既然是低蛋白饮食，就希望将
其目标值设在 0.3～0.6 克。实际上，已故出浦照国先生
的研究团队在每千克体重 0.5 克以下蛋白质的情况下，取
得过很好的结果。

蛋白质会与胰岛素一起诱导分泌葡萄糖，从而间接促
使血糖升高。晚上吃蛋白质的话，第二天早上的血糖会升
高。内因性胰岛素为 0 的 1 型糖尿病患者，如果蛋白质吃
太多的话，第二天早上的血糖也会升高，所以需要注意。

低蛋白饮食无效的肾脏疾病
饮食改善（MDRD）的研究

　　在由多个机构参加的预防肾功能衰竭的 MDRD 研究中，将 GFR 每体表面积 25～55 毫升的 585 名患者分为 A 组；将 GFR 每体表面积 13～24 毫升的 255 名患者分为 B 组。

　　A 组分为一般蛋白饮食 [1.3 克 /（千克·天）] 和低蛋白饮食 [0.6 克 /（千克·天）] 两组。B 组分为低蛋白饮食 [0.6 克 /（千克·天）] 和超低蛋白饮食 [0.28 克 /（千克·天）] 两组。超低蛋白饮食组除了服用复合维生素、矿物质药片，还以每千克体重 0.28 克的剂量服用氨基酸、酮酸混合物，作为补充剂。

　　MDRD 研究都没能按设计将低蛋白饮食进行到底，结果均以失败而告终。另外，B 组死亡增加被认为是由于能量摄取绝对量不足，诱发了慢性的低营养状态。摄取超低蛋白质的人在透析前死亡的情况较多，也必须考虑氨基酸、酮酸补充剂的毒性。从 B 组的氮源摄取来看，无论是低蛋白饮食组，还是超低蛋白饮食组，只要添加补充剂，每千克体重都在 0.6 克以上，从氮平衡的角度来看，并没有不足。

在氨基酸、酮酸补充剂中，碱性氨基酸精氨酸、赖氨酸的量较多，而精氨酸是介于尿素回路的游离氨基酸。我们曾观察到，在氨负荷状态下肾功能不全患者会发生环丙氨酸的蓄积。我们认为，服用奥尼汀可能会使这个回路过度负荷。慢性疾病会改变代谢状态，服用补充剂必须慎重。

低糖饮食和
低蛋白饮食的热量计算

　　计算热量时必须注意蛋白质。用热量计算蛋白质燃烧的话，1 克的热量为 3 ～ 9 千卡，范围很广，把它折成 4 千卡就得阿特沃特系数。但是如果吃到肚子里，被消化分解成肽的时候，会有 30% 左右的热量损失，实际上如果不是用 0.7×2.8 千卡／克来计算，就会出现热量评价过高情况。也就是说，低糖、高蛋白的饮食有可能就是控制热量饮食。另外，还有以食物纤维为食物的肠道细菌的能量产出。

　　根据 *LIFE with DIABETES*（2004，ADA），食物被消化吸收后，糖类百分之百转化为血糖。糖类在被摄取后会迅速升高血糖，在 2 小时内几乎全部被吸收到血液中。

　　另外，蛋白质和脂肪不会对血糖产生影响。摄取糖类后，胰腺会分泌大量的胰岛素，而摄取蛋白质后只会分泌极少的胰岛素，摄取脂肪后则完全不会分泌胰岛素。这是三大营养素的生理学特征，三大营养素中只有糖类能引起葡萄糖峰值（饭后高血糖）。因此，如果不摄取糖类，就不会发生葡萄糖峰值。

在现代饮食中，人体会大量摄取由淀粉和游离糖组成的"容易被利用的葡萄糖"。这样的饮食对人体健康有害，会导致血糖和胰岛素定期上升，加速衰老，甚至有引发糖尿病、冠状动脉疾病、癌症的危险等。自出现农业以来，人类开始摄取以谷物为基础的食物，但进化所需的时间很长，人类的消化道可能还不能完全适应以谷物为基础的食物。更何况，对于经过高度加工的现代食物，也许还根本无法完全适应。

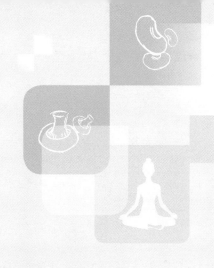

第九章

颐养天年的智慧

健康老人的来信

在《读卖新闻》刊登我写的连载后，收到很多读者来信。其中一位住在广岛的年过八旬的读者的来信给我留下了很深的印象。

我在《读卖新闻》连载文中写道，我不用药物靠饮食和运动来控制血糖，保持健康。这位读者说他用与我同样的方法，度过了30多年，现在已经80多岁，仍然很健康，让我加油！

看到他的来信，我很受鼓舞。看来我的方法是正确的，同时对未来更充满了信心。

这是多么值得感激的一封读者来信啊，除这位广岛读者以外，我也收到了很多不使用药物，只通过饮食和运动来控制血糖的读者的来信。这些来信都非常有参考价值，对我也是个鼓励。

大阪府立成人病中心对将近2000人进行了近30年的追踪调查，结果显示，糖尿病患者的死亡风险是普通人的

1.65 倍。其中，40 多岁和 50 多岁，为 2 倍左右；而进入 60 岁的话，则为 1.45 倍，风险有所降低。

　　在以长寿而闻名的长野县的佐久综合医院，对 65 岁以上血糖控制良好的 390 名患者进行了追踪调查。结果显示，他们的病后生活经历与普通人相同。这些数据表明糖尿病的血糖控制非常重要。

调整饮食和运动
20 多年后的我

　　我通过饮食和运动来控制血糖已经 20 多年了。从经验来看，一般糖尿病的并发症大多在第 10 年以后出现。

　　我每年都要去眼科接受一次眼底检查，眼科医生常常对我说"是该逐渐出现并发症的时候了"，并认真地为我检查，结果每次检查都没事。

　　现在，被宣告患有糖尿病时容易疲劳等原因不明的不适感也没有了，高血压、高血脂、肥胖等也消失了，檀香山马拉松跑完了全程，我过着非常健康的生活。就像之前说的那样，我感觉自己比被宣告患有糖尿病时精力充沛了很多。

　　但是，并不是没有问题。最近与被宣告患有糖尿病时相比，紧张感有所减弱，吃得过饱，有甜食会忍不住，这样的情况不在少数。

　　在外面吃饭的时候，选择时会有所思考，但有时会觉得剩下的太可惜，就全部吃掉了。我喜欢炸猪排、烤牛肉、天妇罗这种油腻的料理。虽然我会避免吃烤牛肉和天妇罗，但偶尔也会和学生们在学生食堂吃炸猪排。还有我也很喜欢吃豆沙面包和甜甜圈，有时午饭后路过小卖部也会买来吃。研究室会有不少人外出后带日本点心和曲奇等礼物来，我饿了就会抓来吃。

尽管如此，总的来说，我的做法效果不错，可能是因为饭后血糖升高时，我会做一些运动来降低血糖。这样一来，糖化血红蛋白就能控制在8%左右，所以不必太担心会有并发症。

但是，如果晚上吃到饱，即使饭后再怎么运动，早上的血糖有时也会超过8.3mmol/L或10.0mmol/L。糖化血红蛋白也达到了8%以上。我开始担心是不是胰岛素抵抗。这时，出现了老年人糖化血红蛋白在8%左右为佳的论文。与糖化血红蛋白相比，生活质量和生存意义变得更加重要了。

与西氏健康法的相遇

在被诊断为糖尿病后，我偶然在神田的旧书店里发现了《西氏断食疗法》一书。这本书是西胜造先生写的，我觉得这是一种邂逅，于是就买下来读了起来。该书中有很多观点我都非常认同。

西胜造先生生于 1884 年，幼年无忧无虑、身体健康，但从初中开始变得体虚、消化不良，为腹泻、便秘、支气管炎、偏头痛所困扰。在工手学校（工学院大学的前身）苦读毕业后，他在大日本煤矿就职，之后又在明治专门学校游学，在此期间尝试了古今中外各种各样的健康法，终于找到断食疗法。另外，关于辅助疗法，他还发现并实践了裸体疗法和温热疗法等西氏健康法，身体恢复了健康。

在现在的我们看来，当时没有那么多药，结核病、伤寒、肝炎等都是不治之症。要想恢复健康，更需要自己努力。

西氏健康法的核心是不吃药，通过物理刺激来锻炼自己的身体。例如温冷浴，打开窗户沐浴几秒冷空气，然后在室内取暖，反复进行。也就是说，用暖空气和冷空气交替沐浴。泡澡的时候，冷水和热水各泡1分钟，交替泡7次或9次，以刺激皮肤、锻炼自主神经。

锻炼自主神经，
改善末梢循环

　　西胜造先生是通过锻炼自主神经，从潜意识到超意识的部分，调整身体状态的治疗方法的发明者。锻炼自主神经的话，激素的分泌也会更敏感，抗压能力也会变强。

　　自主神经衰弱，感受到压力的时候，人体会分泌升高血压和血糖的激素。这样持续下去，身体状况变差也是理所当然的。

　　在西胜造先生的说明中，我非常认同关于血液循环的说法。我们一般认为，心脏会将血液输送到全身，然后血液再回到心脏，认为促进血液循环的是心脏的推力，所以心脏虚弱的时候就打强心剂，让心脏再次跳动。

　　但是他认为那是根本性的错误。从心脏泵出的血液一次最多60毫升左右，而全身毛细血管的面积有数千平方米之大。因此，全身的血液循环并不是由心脏推动的，而是由末梢的毛细血管吸引的。

　　在装了水的杯子里放入细吸管，细吸管会把水吸上来，这就是毛细血管现象。全身末梢的毛细血管吸引血液的力量，是全身血液循环的基础。

如果末梢的毛细血管通畅，血液循环就不会停滞，人也就不会生病，这是西氏健康法的根本内容。心脏虚弱的时候注射强心剂，就像鞭打疲惫的人一样。

通过物理刺激来锻炼皮肤，也是为了促进末梢的血液循环。特别是从末梢的细动脉到细静脉，有一种叫作"动静脉吻合支"的旁通路。比如突然接触到寒冷的空气，血管就会突然收缩，血液的流动在末梢失去去处，循环就会变差。但是因为有动静脉吻合支，血液可以通过它的旁通路，从动脉侧迅速流向静脉侧。

也就是说，动静脉吻合支对血液循环来说是非常重要的旁通路。小时候动静脉吻合支经常打开，长大后就会慢慢堵塞。西氏健康法的基本理论认为这是末梢循环受损的开始。

住院体验记

我有一个朋友，血压将近 200mmHg，却死活不想去看医生。于是，我和他说有一种西氏健康法，建议他去看看。我向他介绍了长期提倡西氏健康法的位于东京东中野的渡边医院。于是，他去这家医院看了一个月左右，血压从 200mmHg 降到 140mmHg 了。

如果真的有这样的效果，在我的血糖已经快要停留在高数值的情况下，我想应该也能控制住，于是就住院体验了 3 天。糖尿病患者末梢的血液循环非常重要，并发症有视网膜病变、肾脏疾病、手足坏疽等，都是末梢小血管的问题。

打开动静脉吻合支这个旁通路有几种方法，这可以说是西氏健康法的特色。泡澡时的冷热浴和让皮肤暴露在冷空气中也可以。除此之外，还有以平躺的姿势睡觉，将手脚朝上抖动几分钟，被称为"蟑螂体操"的毛细血管运动。另外，还有一种"金鱼运动"，就是仰面躺在地板上，双手放在脑后，双腿伸直，从地板上抬起来，左右摆动。现在还出现了金鱼体操健身器。

西氏健康法是一日两餐，不吃早饭，只吃午饭和晚饭。而且，每顿饭一定会配上蔬菜青汁。这是将绿黄色蔬菜和莲藕、芜菁等根菜放入慢速旋转的榨汁机中，搅拌成黏稠的果汁状。每天早晚各喝一杯。它具有很强的抗氧化作用。

结果，住院 3 天，血糖没有下降。为什么这么说呢？因为一天只吃两顿饭，一天 2000 千卡的食物分为白天 1000 千卡、晚上 1000 千卡，所以晚上的摄取量对我来说可能太多了。运动也是，光做毛细血管运动是不够的。

但是，住院期间血糖没有下降，出院后血糖竟然下降了 1.7mmol/L 左右。原本觉得 8.3～8.9mmol/L 偏高的血糖，控制在了 6.7～7.2mmol/L。这让我非常吃惊。

自从体验了西氏健康法，我开始认为西氏健康法，还有自强术、太极拳等目前未被关注的健康法对现代的全身疾病（全身代谢性疾病）的控制是有效果的。

归根结底，不依赖药物的决心最重要，然后，把饮食和运动疗法作为基本。如果轻易地使用药物，表面上的血糖下降后就感到没事了的话，将来就可能导致并发症等风险很高的疾病。

笑是降血糖的特效药

糖尿病的发病，与心理问题也有很大关系。我患上糖尿病和压力有一定关系。因为当时在同一时期，包括我在内，国立癌症研究中心的三位部长都患上了糖尿病。三个人都担负着相当棘手的非自己专业的工作，总之，即使自己不认为是压力，但身体的某个部位也会感觉到压力吧。干着自己喜欢、有意义的工作，因为感觉不到疲劳而过劳死的人几乎都是这种类型。

一般人认为只有自己意识到的才是自己身体的全部，但实际上，意识之下还有一个潜意识的世界，再往下还有一个被称为本能或超意识的延髓功能。

视丘下部和大脑边缘系统对应着潜意识的世界。在那里，神经内分泌系统会分泌激素，比如血清素和GABA（γ-氨基丁酸）等各种控制神经的激素，以控制下丘脑，应对压力、维持免疫力等。

过去，人们认为人的"心"在心脏。近代以来，人们开始认为它存在于大脑中。现在人们的想法进一步发展，认为人的"心"虽然以大脑为中心，但加上潜意识的世界，它存在于全身。新潟大学的解剖学教授藤田恒夫在他的名著《肠道会思考》中指出，肠道的神经细胞的数量比大脑多，从发育的角度来看，肠道比大脑更古老。

这样一来，我们在考虑心态的时候，不仅要注意平时意识到的部分，潜意识的控制也非常重要。

这样做与全身的健康也密切相关。筑波大学名誉教授村上和雄指出，"总是考虑好的事情的人，好的基因就会被激活，好的激素会分泌，整个身体的状态就会越好。总是考虑不好的事情的人，不好的基因就会被激活，不好的激素会分泌，身体状况就会不断恶化"。

据说让糖尿病患者观看搞笑节目之后，血糖下降了2.8mmol/L，甚至还鉴定出了相关的基因。积极的生活方式和充满欢笑的人生，有望帮助人们甩掉疾病。

一病消灾之道
造就超级人类

若有糖尿病或血糖高，很多人会因此而消沉。也许有人会想"为什么是我"，因而感到愤怒。但是，换个角度来看，这也是给我们的警告，让我们"重新审视截至目前的生活，考虑一下今后健康"，给了我们一个转机。

如果有高血糖症，我认为不要过于闷闷不乐，保持积极向上的心态是非常重要的。面对压力，是积极地接受它，还是把它当作降临在自己身上的灾难，身体的反应会有很大的不同，甚至激素的分泌方式也会发生变化。

例如，做同样的工作，一个人认为"这是上司强加给我的工作"，带着情绪工作；另一个人认为"我喜欢这个工作，是我的天职"。同样一天工作 12 小时，疲劳程度应完全不同吧。

我认为这与人的人生观和心态有很大的关系。吃同样的食物，一个人觉得"能吃到这个非常感恩"，另一个人觉得"自己明明能吃到更好的，却只能吃这种东西"，在不满的状态下吃东西。两种情况下分泌的消化液也会有所不同。

关于饮食，现代的日本人有非常傲慢的一面。因此，从整个国家的情况来看，1/4 的食物都被浪费了。实际上，即使去宴会厅，也能看到很多吃剩的东西。日本自给率还不到 50%，我认为这是应该改善的问题。

永平寺开山祖鼻道元禅师，从修行中对饮食的重要性的说教中受到启发，并著有《典座教训》一书。典座是禅寺中负责饮食的僧侣的职务。书中强调了典座应该履行的职责和思想准备，同时还强调了"饮食与生命"的重要性。饮食既是医治饥渴的药，也是长生的良方。现在的一些日本人，失去了自己是以植物、动物和其他生物为生的感恩之心。

我认为找回日本人曾经拥有的对大自然赐予食物的感恩之情是很重要的。被指出吃得太多导致肥胖、高血糖的人，也可将该时期作为重新审视人生的契机。

一些医学实验结果显示，有些人容易将老鼠实验结果直接用于人，但动物的心理状态和压力等与人不同。考虑到这一点，我认为医疗还是要站在人的立场上考虑问题。

当你阅读过本书，若被指出有高血糖，可将其作为转机，试试挑战一病消灾的人生。如果一直处于较高血糖状态，大脑的神经细胞就有可能利用相应的葡萄糖，因此也不能说没有获得更高的精神机能的可能性。这或许正是人类进化为超级人类的开始。

最后

我现在是日本综合医学会的会长，这个学会是在继承被称为食医的石塚左玄的思想的基础上成立的。从食养学院培养出了1000多名食养指导医生。我们制定了"食养指导医生"的资格认证制度，希望他们能成为地区医疗的核心。

饮食疗法在临床各学会也受到了重视，日本病态营养学会设立了"饮食疗法连接协议会"，正在摸索制定统一的指南。不管怎么说，吃饭涉及每个人，每个人都只有各自想办法坚持下去才有效果。关于《医与食》，长年以来我们一直追求的是个体化营养学。感兴趣的读者可以上网检索"医与食"查看。

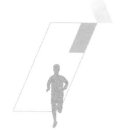

参考文献

［1］二宫陆雄. インスリン物語［M］. 東京都文京区：医歯薬出版株式会社，2002.

［2］佐藤達夫. これが糖血病だ！［M］. 東京都豊島区：女子栄養大学出版部，2001.

［3］日本糖尿病協会. 集まれ糖尿病ライフ・100人の悲喜こもごも［M］. 東京都文京区：医歯薬出版株式会社，2002.

［4］Salmerón J，Manson JE，Stampfer MJ，et al. Dietary fiber，glycemic load，and risk of non-insulin-dependent diabetes mellitus in women［J］. JAMA，1997，277（6）：472-477.

［5］Meyer KA，Kushi LH，Jacobs DR Jr，et al. Carbohydrates，dietary fiber，and incident type 2 diabetes in older women［J］. The American Journal of Clinical Nutrition，2000，71（4）：921-930.

[6]Salmerón J, Ascherio A, Rimm EB, et al. Dietary fiber, glycemic load, and risk of NIDDM in men[J]. Diabetes Care, 1997, 20（4）: 545-550.

[7]Foster-Powell K, Miller JB. International tables of glycemic index[J]. The American Journal of Clinical Nutrition, 1995, 62（4）: 871S-890S.

[8] 佐々木敏．Glycemic index の低い食品は血糖のコントロールに有効か [J]．EBM ジャーナル，2000，1（5）: 580-587.

[9] 近藤誠．糖尿病のレッテルを貼られた人へ [J]．文芸春秋，2001，79（7）: 346-357.

[10]UK Prospective Diabetes Study(UKPDS) Group. Intensive blood-glucose control with sulphonylureas or insulin compared with conventional treatment and risk of complications in patients with type 2 diabetes（UKPDS 33）[J]. The Lancet, 1998, 352（9131）: 837-853.

[11]UK Prospective Diabetes Study （UKPDS） Group. Effect of intensive blood-glucose control with metformin on complications in overweight patients with type 2 diabetes（UKPDS 34）[J]. The Lancet, 1998, 352（9131）: 854-865.

[12] 赤沼安夫・野田光彦. 糖尿病 2005（からだの科学増刊）[M]. 東京都豊島区：日本評論社，2004.

[13] 溝口徹. "血糖値スパイク"が心の不調を引き起こす [M]. 東京都新宿区：青春出版社，2017.

[14] バーナード・ジェンセン，シルビア ベル. 汚れた腸が病気をつくる [M]. 月村澄枝，訳. 東京都千代田区：ダイナミックセラーズ出版，1998.

[15]NHK スペシャル取材班. 腸内フローラ 10 の真実 [M]. 東京都中央区：主婦と生活社，2015.

[16] 光岡知足. 腸を鍛える——腸内細菌と腸内フローラ [M]. 東京都中央区：祥伝社新書，2015.

[17] デイビッド・モントゴメリー，アン・ビクレー. 土と内臓　微生物がつくる世界 [M]. 片岡夏実，訳. 東京都中央区：築地書館，2016.

[18] 渡邊昌監修. 医師たちが認めた"玄米"のエビデンス [M]. 東京都渋谷区：キラジェンヌ，2015.

[19] 宗田哲男. ケトン体が人類を救う　糖質制限でなぜ健康になるのか [M]. 東京都文京区：光文社新書，2015.

[20] 沼田勇. 病いは食から"食養"日常食と治療食 [M]. 埼玉県戸田市：農山漁村文化協会，1978.

[21] 渡邊正. 医薬にたよらない健康法 [M]. 埼玉県戸田

市：農山漁村文化協会，1978.

[22] 西勝造．原本・西式健康読本 [M]．埼玉県戸田市：農山漁村文化協会，1979.

[23] 石塚左玄．食医　石塚左玄の食べもの健康法 [M]．橋本政憲，訳．埼玉県戸田市：農山漁村文化協会，1982.

[24] 渡邊昌．科学の先—現代生気論 [M]．東京都渋谷区：キラジェンヌ，2015.

[25] 五木寛之．なるだけ医者に頼らず生きるために　私が実践している100の習慣 [M]．東京都千代田区：中経出版，2013.

[26] Kopple JD．糖尿病性腎症の予防に向けて [J]．医と食，2009，1（3）：14-17.

[27] 江部康二．糖質制限食の効果 [J]．医と食，2010，2（6）：294-297.

[28] 江部康二，門脇孝，渡邊昌．鼎談　低糖質食の是非 [J]．医と食，2017，9（2）：67.

[29] 渡邊昌．MDRDスタディを考える [J]．医と食，2009，1（5）：18-21.

[30] 渡邊昌．テーラーメイド・ヌトリション [J]．医と食，2009，1（2）：50-55.

[31] 山田英生，渡邊昌．薬に頼らず医者が実践した糖尿

病治療 [M]. 東京都千代田区：毎日新聞，2014.

[32] 野田光彦，石田均，渡邊昌 . 糖尿病治療の現在と未来 [J]. 医と食，2012，4（1）：7-12.

[33] Watanabe S，Hirakaw A，Utada I，et al. Ketone body production and excretion during wellness fasting [J]. Diabetes Research：Open Journal，2017，3（1）：1-8.

[34] Watanabe S，Hirakawa A，Aoe S，et al. Basic ketone engine and booster glucose engine for energy production [J]. Diabetes Research：Open Journal，2016，2（1）：14-23.

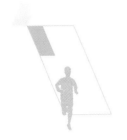

作者和译者的对谈

译者：这本书中包含了很多关于糖尿病的知识和新的科学研究成果，给读者提供了一个很好的学习机会。本书出版后，包括日本在内的世界各国在糖尿病的预防和治疗方面又有了什么新的发现？有什么特别值得关注的点吗？

渡边：11月14日是"世界糖尿病日"，2022年又是胰岛素被发现100周年。日本糖尿病学会召开了题为"现在，重新审视糖尿病"的研讨会，确定了以下四个目标。

1. 为了使血糖控制到正常化，探究能够在生理上适时、准确地作用于各器官的胰岛素和胰岛素摄取法。

2. 关于胰岛素抵抗，揭示胰岛素在各个器官和细胞中包括糖代谢在内的多方面作用和多器官间串扰，探索解除胰岛素抵抗的治疗新方法。

3. 以糖尿病合并症发病为指标，进一步发展现有的糖尿病诊断概念，制定更准确地反映糖尿病病情的诊断指标，预防和管理个别合并症和并发症的治疗目标。

4. 阐明各种合并症、并发症的发病机制，确立各种预防、抑制进展所需的治疗方法和治疗目标，并以实现这些为目标。

我一直强调应该把单纯血糖高的高血糖症和糖尿病分开考虑，现在糖尿病学会也终于开始转向强调糖尿病是全身性疾病了。

译者：渡边先生，您作为一名医生，在自己的"与病魔做斗争的生活"中巧妙地运用了营养学的智慧，这让我们非常佩服。您现在已经 82 岁，患病近 30 年后的现在，您的身体状况如何？对于糖尿病，就营养学为基础的饮食管理的重要性，如果您有什么新的感想和智慧的话，能和我们广大读者分享一下吗？

渡边：我在患糖尿病的前 20 多年里，完全不使用药物，只靠饮食和运动，一路走来成功地控制了糖尿病的恶化（或发展）。近年进入后期高龄者阶段（75 岁以后），随着身体的老化，胰岛素分泌能力也会下降，因此我的主治医生建议我采用把胰岛素作为营养品进行补充的疗法。所以这几年我开始使用胰岛素。使用量以体重（千克）×0.7 单位左右为标准，早饭、午饭、晚饭前各打 8 单位速效型胰岛素，晚饭后打 10 单位左右混合型胰岛素。我喜欢甜食，现在饭后的羊羹和日式小点心也能享用了。我基本上是吃糙米和素食，肉等不怎么吃，因此饮食中含糖类的食物相对还是比较多。

为了降低血糖而减少糖类摄取量的"控糖饮食"，因为有助于减轻体重和改善血糖控制而被纳入饮食疗法。虽然在短期内有效果，但在长期的队列研究中并没有获得好的结果。

胰岛素的作用不仅包括糖代谢方面，还包括脂肪和蛋白质代谢等多方面，它们之间有着密切的联系。因此，各营养素的意义应该从能量代谢的整体角度进行评价，而不能局限于在个别营养素上进行分析和论证。而且最近随着肠道细菌研究的进步，在考虑胰岛素作用时，如何维护与肠道菌群的共生也非常重要。

一般来说，三大营养素的摄取比例原则应该是糖类占总能量的 50%～60%，蛋白质占 20% 以下，剩下的是脂肪。

并且要注意有无肾功能障碍和脂质代谢异常。根据患者的喜好和病情，糖类的摄取量也可以少于 50%。长期的队列研究表明，糖类的摄取量在 50%～60% 左右是最佳的。

糖尿病是心血管疾病的一大危险因素，因此脂肪摄取比例的上限应该尽量控制在 25，但也要注意增加 ω3 脂肪酸的摄取，控制饱和脂肪酸和反式脂肪酸的摄取。牛肉、猪肉、鸡肉中ω3脂肪酸系EPA和DHA含量较低，所以推荐多吃鱼贝类。关于蛋白质的质量，植物性蛋白质要优于动物性蛋白质。对于今后有可能会增加的昆虫和合成的蛋白质，目前其对健康的影响还不为人所知。

译者：在这本书中，您从医学角度和自身的体验，阐述了运动对糖尿病预防和治疗的作用，给我们留下了深刻的印象。关于运动对糖尿病的重要性，渡边医生，您有什么新的发现吗？

渡边：我每天做30分钟左右的有氧运动，所以血压维持在125/70mmHg左右。运动对高血压的预防是很重要的。另外，饭后做些舒缓运动，胰岛素的效果会倍增。也就是说，每单位胰岛素大约可降低1.11mmol/L血糖。由于胰岛素抵抗，打多少胰岛素血糖都降不下来的人，可以通过定期运动使之得到改善。

译者：在糖尿病的治疗药物方面，近年来有什么新发现吗？口服胰岛素的应用会在什么时候开始呢？

渡边：糖尿病是由于胰岛素不足或作用低下导致的，所以使用胰岛素来弥补不足是合理的。将来，利用干细胞（iPS）技术将培养的胰岛细胞移植到胰腺的再生医疗有可能实现。

笔型胰岛素注射器问世后，患者的胰岛素自我注射变得更加容易。便携式胰岛素泵的问世，实现了 24 小时持续控制血糖。

胰岛素的鼻腔黏膜吸入和口服给药也在研究中。不过，因为胰岛素是体内激素，关于鼻腔和口服给药是否会引起癌症等，还需要进行长期的安全性研究。

译者：包括您自己的体验在内，在老年糖尿病的治疗管理中，有什么需要特别注意的地方吗？

渡边：奈良县立医科大学石井均教授在糖尿病学讲座上曾经说道："我大学毕业的时候，糖尿病还不是什么主要的疾病。但是，从 20 世纪 90 年代到 21 世纪初，我们开始知道腹腔内的脂肪细胞可分泌有害细胞因子，其可导致动脉硬化、血管内皮细胞障碍，糖尿病才被认为是一种更严重的疾病。近年来，除以前的视网膜病变、肾脏疾病、神经障碍、动脉硬化性疾病、感染以外，脂肪肝、牙周病、认知障碍、癌症等疾病，也被发现可因糖尿病而易发。因此糖尿病患者需要认识到糖尿病是一个需要全身性管理的疾病，这一点对老年糖尿病患者非常重要。"

译者：最后，近年中国的经济发展非常显著，人们在生活水平大幅改善的同时，对健康也越来越关心，正确地预防和治疗糖尿病等生活习惯病更加受到重视。渡边先生，您对中国的读者有什么建议吗？

渡边：如果糖尿病持续发展，可能会引发神经障碍、视网膜病变、肾脏疾病这三大严重并发症。不仅如此，糖尿病还是高脂血症、动脉硬化等导致脑血管疾病、心脏病、癌症等三大死因的罪魁祸首，还容易引发传染病、老年痴呆等。

因此，也有"糖尿病是万病之源"的说法。当血糖开始上升的时候，就要意识到自己患上了"未病"状态的高血糖症，在饮食和运动上要多加注意，努力恢复身体的健康。

为了治疗未病，我们提倡保持食、身、心的平衡，追求正四面体生活。特别是要持有积极的生活目标，从而享受一病消灾的生活。